T. C. Balamurugan
P. Perumal
S. A. Sivakumar

Gestão eficaz de explorações de gado

T. C. Balamurugan
P. Perumal
S. A. Sivakumar

Gestão eficaz de explorações de gado

Gestão eficaz das explorações de bovinos para obter maiores efeitos benéficos na criação de animais

ScienciaScripts

Imprint

Cover image: www.ingimage.com

This book is a translation from the original published under ISBN 978-620-8-41882-3.

Publisher:
Sciencia Scripts
is a trademark of
Dodo Books Indian Ocean Ltd. and OmniScriptum S.R.L publishing group

120 High Road, East Finchley, London, N2 9ED, United Kingdom
Str. Armeneasca 28/1, office 1, Chisinau MD-2012, Republic of Moldova, Europe
Managing Directors: Ieva Konstantinova, Victoria Ursu
info@omniscriptum.com

Printed at: see last page
ISBN: 978-620-8-58539-6

eficaz de explorações de gado

Gestão eficaz das explorações de bovinos para obter maiores efeitos benéficos na criação de animais

T. C. Balamurugan

P. Perumal

S. A. Sivakumar

Dedicado

Para

Os meus queridos pais

E

Professores

PREFÁCIO

Este livro fornece uma visão abrangente das práticas de gestão de explorações de bovinos. Aborda temas fundamentais como a gestão geral, o alojamento, a nutrição, a saúde e a reprodução. Abrange também várias doenças infecciosas e metabólicas, bem como distúrbios pré, peri e pós-parto. O livro explica os diferentes recursos nutricionais e a sua utilização eficiente, juntamente com orientações sobre a seleção de gado reprodutor. Além disso, explora técnicas de reprodução assistida na criação de gado leiteiro. Também são discutidas as práticas de gestão de rotina da exploração agrícola destinadas a melhorar os resultados da produção leiteira. Este recurso será inestimável para cientistas em produção e reprodução de bovinos, produtores de leite progressistas, criadores e todos os envolvidos na criação de gado, ajudando a melhorar as condições socioeconómicas dos proprietários de gado através do aumento do desempenho da produção e reprodução na espécie bovina.

T. C. Balamurugan
P. Perumal
S. A. Sivakumar

Índice

Capítulo 1: Seleção de vacas para a exploração leiteira ... 6

Capítulo 2: Seleção de vacas leiteiras para uma exploração leiteira ... 10

Capítulo 3: Gestão geral da exploração de bovinos ... 14

Capítulo 4: Gestão do alojamento dos bovinos ... 19

Capítulo 5: Maneio nutricional dos bovinos ... 23

Capítulo 6: Infestação por parasitas externos nos bovinos ... 27

Capítulo 7: Infestação por parasitas internos nos bovinos ... 32

Capítulo 8: Brucelose nos bovinos ... 36

Capítulo 9: Febre aftosa ... 40

Capítulo 10: Doença da pele nodosa ... 44

Capítulo 11: Inchaço ... 48

Capítulo 12: Cetose ... 52

Capítulo 13: Febre do leite ... 56

Capítulo 14: Tetania dos bovinos ... 59

Capítulo 15: Feridas de larvas nos bovinos ... 63

Capítulo 16: Mastite nos bovinos ... 68

Capítulo 17: Deteção de calor em bovinos ... 72

Capítulo 18: Inseminação artificial em bovinos ... 75

Capítulo 19: Diagnóstico de gravidez em bovinos ... 82

Capítulo 20: Gestão das vacas prenhes ... 85

Capítulo 21: Processo de parto nos bovinos (Parição) ... 89

Capítulo 22: Gestão do vitelo ... 92

Capítulo 23: Colostro artificial para bezerros ... 96

Capítulo 24: Doença do umbigo (doença das articulações) dos vitelos ... 99

Capítulo 25: Diarreia em vitelos ... 103

Capítulo 26: Distocia em bovinos nas regiões tropicais ... 107

Capítulo 27: Complicações pós-parto em bovinos ... 112

Capítulo 28: Retenção de placenta em bovinos ... 117

Capítulo 29: Prolapso uterino em bovinos ... 121

Capítulo 30: Inércia uterina em bovinos ... 125

Capítulo 31: Endometrite clínica e subclínica em bovinos 130
Capítulo 32: Piometra em bovinos 134
Capítulo 33: Genitais pouco desenvolvidos nos bovinos 138
Capítulo 34: Ovulação retardada em bovinos 142
Capítulo 35: Anovulação em bovinos 146
Capítulo 36: Cio silencioso em bovinos 150
Capítulo 37: Quisto folicular em bovinos 153
Capítulo 38: Quisto lúteo em bovinos 157
Capítulo 39: Anestro Pós-Puberal em Bovinos 161
Capítulo 40: Anestro pós-parto em bovinos 165
Capítulo 41: Síndrome de reprodução repetida em bovinos 169
Capítulo 42: Prolapso cérvico-vaginal em bovinos 173
Capítulo 43: Reprodução controlada em bovinos 177
Capítulo 44: Sincronização do cio em bovinos 181
Capítulo 45: Tecnologia de transferência de embriões em bovinos 185
Capítulo 46: Insuficiência de fertilidade em bovinos 189
Capítulo 47: Factores que afectam a taxa de conceção nos bovinos 194
Capítulo 48: Recolha de leite nos bovinos 197
Capítulo 49: A ordenha manual 201
Capítulo 50: Ordenha mecânica em bovinos 205
Capítulo 51: Determinação da idade dos bovinos 209
Capítulo 52: Descorna e descorna de bovinos 212
Capítulo 53: Métodos de identificação dos bovinos 215
Capítulo 54: Castração em bovinos 219
Capítulo 55: Bolas de pelo nos vitelos 222

Capítulo 1: Seleção de vacas para a exploração leiteira

Introdução: A seleção da vaca leiteira certa para uma exploração leiteira é crucial para otimizar a produção de leite, melhorar a saúde do efetivo e assegurar a rentabilidade global da exploração. O processo de seleção envolve a avaliação de vários factores, incluindo as caraterísticas da raça, o potencial genético, o estado de saúde e a adequação às práticas de gestão da exploração e às condições ambientais.

Raças leiteiras

As diferentes raças leiteiras têm caraterísticas distintas, incluindo a produção de leite, a composição e a adaptabilidade. As raças leiteiras mais comuns são

Holstein Frisian: A raça leiteira mais popular a nível mundial, conhecida pelas suas marcas distintivas pretas e brancas e pela sua elevada produção de leite. Caraterísticas: estrutura grande, boa eficiência alimentar e elevado teor de gordura do leite.

Jersey: Uma raça mais pequena, de cor castanha clara, conhecida pelo seu elevado teor de gordura butírica. A produção de leite é moderada, mas o teor de matéria gorda butírica (cerca de 4,8%) e de proteínas (cerca de 3,6%) é elevado. Caraterísticas: são eficientes na conversão de alimentos em leite, o que as torna adequadas para explorações mais pequenas.

Avaliação do potencial genético

Reprodução e genética: Devem ser selecionadas vacas com uma forte base genética para a produção de leite e caraterísticas sanitárias. Avaliar o potencial genético das vacas e dos seus antepassados com recurso a registos de desempenho. Serão selecionadas vacas com caraterísticas como elevada produção de leite, composição do leite (níveis de gordura e proteína) e taxas de fertilidade.

Estado de saúde

Resistência a doenças: Selecione vacas que tenham sido testadas para doenças comuns, como a diarreia viral bovina (BVD), a doença de Johne e outras. Isto pode reduzir o risco de surtos de doenças no rebanho. Escolha animais com um bom historial de saúde e registos de vacinação.

Condição física: Avaliar o índice de condição corporal (ECC) das vacas. Um ECC de 3,0 a 3,5 é o ideal para as vacas leiteiras, indicando uma boa condição muscular e de gordura corporal. Verifique se existem sinais visíveis de claudicação ou de problemas no úbere, uma vez que estes podem afetar a produção de leite e o bem-estar dos animais.

Eficiência de produção

Rendimento e composição do leite: Analisar a produção de leite e a composição das potenciais vacas. Concentre-se nas vacas que produzem consistentemente grandes volumes de leite com percentagens de gordura e proteína desejáveis. Considere os dados históricos de lactações anteriores, se disponíveis.

Desempenho reprodutivo: Avalie os indicadores de desempenho reprodutivo, como os intervalos entre partos, as taxas de conceção e a facilidade de parto. Selecione vacas com um historial de facilidade de parto e bons instintos maternais, uma vez que isso irá aumentar a produtividade geral do efetivo.

Adaptabilidade às condições da exploração

Adequação ambiental: Considere o clima e as condições de alojamento da sua exploração leiteira. Algumas raças podem adaptar-se melhor a certos climas (por exemplo, os Jerseys são mais tolerantes ao calor). Avalie os recursos da exploração, incluindo a disponibilidade de alimentos, o abastecimento de água e as instalações de alojamento.

Práticas de maneio: Avalie se a raça selecionada está de acordo com o seu estilo de gestão e práticas agrícolas. Por exemplo, algumas raças podem exigir uma gestão mais intensiva, enquanto outras são mais resistentes e de baixa manutenção.

Considerações sobre os custos

Investimento inicial: Considere o custo de aquisição de vacas leiteiras em relação ao seu potencial retorno sobre o investimento através da produção de leite. Tenha em conta os custos de criação dos animais, incluindo alimentação, cuidados de saúde e instalações. Pense na rentabilidade a longo prazo da raça selecionada, incluindo o tempo de vida esperado e a longevidade da produção. Escolha raças que tenham uma reputação de boa longevidade e produção de leite consistente ao longo da sua vida.

Diversidade genética e cruzamento de raças

Manutenção da diversidade genética: O objetivo é manter a diversidade genética no seu efetivo para reduzir o risco de doenças hereditárias e melhorar a saúde geral do efetivo.

Cruzamento de raças: Considerar estratégias de cruzamento que combinem caraterísticas desejáveis de diferentes raças, tais como alta produção e melhor tolerância ao calor.

Consulta e colaboração

Procure aconselhamento especializado: Colabore com veterinários, agentes de extensão ou especialistas em lacticínios que possam fornecer informações sobre a seleção de raças e a gestão de rebanhos.

Visitas a quintas: Visitar outras explorações leiteiras para observar diferentes raças e práticas de gestão em ação. Isso pode fornecer informações valiosas sobre o desempenho e a adequação de várias raças.

Conclusão: A seleção da vaca leiteira certa para uma exploração leiteira requer uma consideração cuidadosa de vários factores, incluindo as caraterísticas da raça, o potencial genético, o estado de saúde, a adaptabilidade às condições ambientais e o custo. Ao tomar decisões informadas com base nestes critérios, os produtores podem otimizar a produção de leite, melhorar a saúde do efetivo e melhorar a rentabilidade global das suas explorações leiteiras. A avaliação regular e a educação contínua sobre os avanços na genética leiteira e nas práticas de gestão apoiarão ainda mais a seleção e gestão bem sucedidas do efetivo.

http://www.celkau.in/Animalhusbandry/Cattle/selection.aspx#:~:text=The%20cow%20should%20not%20have,be%20replaced%20by%20young%20cows.

https://agritech.tnau.ac.in/animal_husbandry/animhus_cattle%20-%20selection.html

https://basu.org.in/wp-content/uploads/2020/10/LPM-601_Selection_of_high_quality_dairy_animals-1.pdf

https://ccari.icar.gov.in/dss/cow.html

Brito, L. F., Bedere, N., Douhard, F., Oliveira, H. R., Arnal, M., Peñagaricano, F., Schinckel, A. P., Baes, C. F., & Miglior, F. (2021). Revisão: Seleção genética de gado leiteiro de alto rendimento para sistemas agrícolas sustentáveis em um mundo em rápida mudança. Animal, 15 Suppl 1, 100292. https://doi.org/10.1016/j.animal.2021.100292

https://dairy.extension.wisc.edu/articles/getting-the-dairy-herd-you-want-through-improved-genetic-selection/

https://www.americandairy.com/dairy-farms/dairy-cows/

https://www.pashudhanpraharee.com/selection-of-dairy-cattle-for-profitable-dairy-farming/

Capítulo 2: Seleção de vacas leiteiras para uma exploração leiteira

Introdução: A seleção de vacas leiteiras para uma exploração leiteira numa região tropical envolve considerações específicas devido aos desafios únicos apresentados pelo clima, disponibilidade de alimentos e riscos de doença.

Compreender as condições tropicais: As regiões tropicais são caracterizadas por temperaturas elevadas, humidade e precipitação variável, que podem ter impacto na saúde e produtividade do gado. A seleção de vacas leiteiras deve ter em conta estes factores

- Stress térmico: As temperaturas elevadas podem levar à redução da produção de leite, a problemas de fertilidade e a uma maior suscetibilidade a doenças.
- Pressão da doença: Os climas tropicais podem albergar uma maior prevalência de parasitas e doenças como a febre da carraça, a mastite e a rinotraqueíte infecciosa bovina (IBR).
- Recursos alimentares: A disponibilidade e a qualidade da forragem podem variar muito; assim, as vacas devem ser capazes de se adaptar a diversos regimes alimentares.

Seleção de raças adequadas: A seleção da raça certa é crucial para garantir a produtividade e a resistência num ambiente tropical. Considere as seguintes raças que são bem adaptadas às condições tropicais.

Raças zebuínas (*Bos indicus*): A raça Gir é conhecida pela sua tolerância ao calor e resistência a doenças. É uma raça com elevada produção de leite, bem adaptada às condições tropicais e conhecida pelo seu bom teor de gordura butírica. Tem boas caraterísticas maternais e pode desenvolver-se em forragens de baixa qualidade. Sahiwal é uma outra raça tolerante ao calor, as vacas Sahiwal são eficientes produtoras de leite e estão bem adaptadas aos climas tropicais.

Cruzamentos: Cruzamentos Zebu × Holstein: O cruzamento de raças Holsteins com raças zebuínas pode dar origem a vacas com melhor produção de leite, mantendo a tolerância ao calor e a adaptabilidade. Cruzamentos Zebu × Jersey: Esta combinação pode dar origem a vacas que produzem leite com elevado teor de gordura butírica, sendo também mais resistentes aos factores de stress tropicais.

Avaliação do potencial genético

Produção de leite: Vacas com um historial genético comprovado que privilegia a produção e a qualidade do leite. Analisar os dados históricos de desempenho da vaca e dos seus familiares.

Caraterísticas de saúde: Selecionar caraterísticas que promovam a resistência a doenças, a fertilidade e a longevidade, que são cruciais na gestão de operações leiteiras em ambientes tropicais.

Estado de saúde

Vacinação e registos sanitários: Assegurar que as vacas selecionadas tenham sido vacinadas contra doenças tropicais comuns (por exemplo, febre aftosa, leptospirose) e tenham um bom historial sanitário.
Exame físico: Avaliar as vacas para detetar quaisquer sinais de doença, claudicação ou problemas reprodutivos. As vacas devem apresentar uma boa condição corporal e um bom estado geral de saúde.

Adaptabilidade e resiliência

Tolerância ao calor: Escolha raças conhecidas pela sua capacidade de lidar com temperaturas e humidade elevadas. Procure vacas com boa capacidade de transpiração e maiores áreas de superfície corporal, uma vez que estas caraterísticas ajudam na dissipação do calor.
Capacidade de forragem: Selecionar vacas que possam utilizar eficazmente as pastagens e as forragens grosseiras disponíveis, uma vez que os alimentos tropicais podem variar em termos de qualidade nutricional.

Eficiência de produção

Desempenho reprodutivo: Concentre-se em vacas que tenham um historial de bom desempenho reprodutivo. As vacas que parem facilmente e tenham intervalos de parto curtos aumentarão a produtividade.
Composição do leite: Avaliar o teor de gordura e proteína do leite, o que é particularmente importante para a transformação e rentabilidade dos lacticínios.

Considerações sobre os custos

Preço inicial de compra: Avaliar o custo de aquisição de vacas leiteiras em relação à produção esperada. Os animais de maior qualidade podem ter um preço mais elevado, mas podem oferecer melhores rendimentos a longo prazo.
Custos de gestão contínua: Avaliar os custos de alimentação, as despesas de saúde e as necessidades de infra-estruturas. A escolha de raças que possam prosperar com rações locais pode ajudar a reduzir os custos globais.

Gestão ambiental

Condições de alojamento: Assegurar que as vacas tenham acesso a um alojamento bem ventilado que proporcione sombra e proteção contra os elementos. Um alojamento adequado ajuda a minimizar o stress térmico e a melhorar o bem-estar geral das vacas.
Disponibilidade de água: As vacas precisam de ter acesso a água limpa e abundante, especialmente em climas quentes, para manter a hidratação e a produção de leite.

Programas de reprodução

Utilizar a Inseminação Artificial: Implementar programas de inseminação artificial (IA) para introduzir genética superior no rebanho, permitindo a seleção de animais tolerantes ao calor e de elevada produção.

Monitorização e manutenção de registos: Manter registos precisos de reprodução, saúde e produção para tomar decisões informadas sobre a seleção de vacas e a gestão do efetivo.

Consulta e colaboração

Envolver-se com especialistas: Colabore com veterinários locais, oficiais de extensão agrícola ou especialistas em laticínios que tenham experiência em pecuária leiteira tropical. Eles podem fornecer informações valiosas sobre a seleção de raças e práticas de gestão.

Visite fazendas de sucesso: Aprender com outras explorações leiteiras de sucesso em condições tropicais semelhantes para compreender as suas práticas e escolhas de raças.

Conclusão: A seleção da vaca leiteira certa para uma exploração numa região tropical é fundamental para otimizar a produção e assegurar a saúde do efetivo. Ao concentrar-se na adequação da raça, potencial genético, estado de saúde, adaptabilidade e gestão ambiental, os agricultores podem tomar decisões informadas que aumentam a produtividade e a rentabilidade. A educação continuada e a colaboração com especialistas da área darão suporte a operações bem-sucedidas de produção de leite em climas tropicais.

http://www.celkau.in/Animalhusbandry/Cattle/selection.aspx#:~:text=The%20cow%20should%20not%20have,be%20replaced%20by%20young%20cows.

https://agritech.tnau.ac.in/animal_husbandry/animhus_cattle%20-%20selection.html

https://basu.org.in/wp-content/uploads/2020/10/LPM-601_Selection_of_high_quality_dairy_animals-1.pdf

https://ccari.icar.gov.in/dss/cow.html

Brito, L. F., Bedere, N., Douhard, F., Oliveira, H. R., Arnal, M., Peñagaricano, F., Schinckel, A. P., Baes, C. F., & Miglior, F. (2021). Revisão: Seleção genética de gado leiteiro de alto rendimento para sistemas agrícolas sustentáveis em um mundo em rápida mudança. Animal, 15 Suppl 1, 100292. https://doi.org/10.1016/j.animal.2021.100292

https://dairy.extension.wisc.edu/articles/getting-the-dairy-herd-you-want-through-improved-genetic-selection/

https://www.americandairy.com/dairy-farms/dairy-cows/

https://www.pashudhanpraharee.com/selection-of-dairy-cattle-for-profitable-dairy-farming/

Capítulo 3: Gestão geral da exploração de bovinos

Introdução: A gestão eficaz de uma exploração de gado é crucial para maximizar a produtividade, garantir o bem-estar dos animais e alcançar a sustentabilidade económica. Uma gestão abrangente engloba vários aspectos, incluindo a saúde do rebanho, a nutrição, a reprodução, o alojamento, a manutenção de registos e a gestão financeira. A seguir, apresentamos um guia explicativo sobre o gerenciamento geral de uma fazenda de gado.

Planeamento e infra-estruturas agrícolas

Seleção do local: Escolha um local adequado com bom acesso a água, fontes de alimentação e mercados. Considere factores ambientais como o clima e o tipo de solo.

Desenvolvimento de infra-estruturas: Investir em instalações essenciais, incluindo celeiros, armazenamento de alimentos, instalações de manuseamento, sistemas de abastecimento de água e áreas de gestão de pastagens. Assegurar sistemas adequados de drenagem e gestão de resíduos para manter a higiene e reduzir o risco de doenças.

Cercas e áreas de pastagem: Instalar vedações duradouras para manter o gado seguro e gerir eficazmente as áreas de pastagem. O pastoreio rotativo pode melhorar a saúde das pastagens e evitar o sobrepastoreio.

Gestão da saúde do efetivo

Cuidados veterinários regulares: Implemente um programa de saúde abrangente que inclua check-ups veterinários regulares, vacinas e controlo de parasitas. Desenvolver um calendário para avaliações de saúde de rotina.

Medidas de biossegurança: Estabelecer protocolos para evitar a introdução de doenças. Isto inclui o isolamento de novos animais, o controlo do acesso dos visitantes e a manutenção da higiene nas instalações.

Monitorização e manutenção de registos: Mantenha registos de saúde detalhados para cada animal, incluindo vacinas, tratamentos e quaisquer sinais de doença. Isto ajuda na deteção precoce de problemas de saúde e na gestão eficaz do efetivo.

Gestão da nutrição

Formulação de Dieta Balanceada: Fornecer uma dieta nutricionalmente equilibrada e adaptada às necessidades específicas dos bovinos, tendo em conta a sua idade, peso, fase de produção (crescimento, lactação ou gestação) e raça.

Fontes de alimentação de qualidade: Utilize forragens, cereais, minerais e suplementos de alta qualidade. Avalie regularmente a qualidade dos alimentos e ajuste as rações em conformidade.

Fornecimento de água: Assegurar um abastecimento constante de água limpa e fresca, uma vez que a hidratação adequada é crucial para a saúde e produtividade do gado.

Gestão da reprodução

Programa de reprodução: Desenvolver um programa de criação sistemático que se alinhe com os objectivos de produção. Isto inclui a seleção de reprodutores e fêmeas de alta qualidade com base no mérito genético e nas caraterísticas de desempenho.

Saúde reprodutiva: Monitorizar a saúde reprodutiva através de avaliações veterinárias regulares. Implementar técnicas de inseminação artificial (IA), se aplicável, para melhorar a diversidade genética e as caraterísticas.

Manutenção de registos: Manter registos exactos de reprodução, incluindo deteção de cios, datas de reprodução e datas de parto, para gerir eficazmente a reprodução.

Habitação e assistência social

Alojamento confortável: Fornecer um abrigo adequado que proteja o gado de condições climatéricas extremas. Assegurar uma ventilação adequada, camas e espaço para movimentos para melhorar o bem-estar dos animais.

Instalações de manuseamento: Conceber instalações de maneio que minimizem o stress durante os procedimentos veterinários, a alimentação e o transporte. Utilizar técnicas de manuseamento de baixo stress para melhorar o comportamento e a produtividade dos animais.

Monitorização do comportamento animal: Observar regularmente o comportamento do gado para identificar sinais de stress ou desconforto. A resolução imediata de problemas de comportamento pode melhorar o bem-estar geral.

Gestão financeira

Orçamentação e planeamento financeiro: Criar um orçamento detalhado que inclua todos os custos operacionais, projecções de rendimentos e investimentos. Rever regularmente o desempenho financeiro e ajustar os planos em conformidade.

Manutenção de registos: Manter registos financeiros completos, incluindo receitas, despesas e investimentos. Isto ajuda a analisar o desempenho da exploração e a tomar decisões informadas.

Pesquisa de mercado: Mantenha-se informado sobre as tendências do mercado e os preços para tomar decisões estratégicas sobre vendas, compras e programas de criação.

Sustentabilidade e gestão ambiental

Gestão de resíduos: Implementar práticas eficazes de gestão de resíduos para minimizar o impacto ambiental. Isto inclui a compostagem de estrume e a reciclagem de nutrientes de volta para o solo.
Gestão das pastagens: Utilizar práticas de pastoreio rotativo para manter a saúde das pastagens e melhorar a fertilidade do solo. Monitorizar a qualidade da forragem e ajustar os padrões de pastoreio conforme necessário.
Práticas de conservação: Considerar práticas de conservação que protejam os ecossistemas locais, como a preservação de zonas húmidas e vegetação nativa em redor da exploração agrícola.

Gestão de empregados

Contratação e formação: Recrutar pessoal qualificado com experiência na gestão de gado. Fornecer formação regular para garantir que o pessoal esteja bem informado sobre o bem-estar dos animais, técnicas de manuseamento e operações agrícolas.
Comunicação: Fomentar a comunicação aberta entre o pessoal da exploração agrícola para promover o trabalho em equipa e partilhar as melhores práticas. Reuniões regulares podem ajudar a enfrentar desafios e melhorar a gestão da exploração.
Protocolos de segurança: Implementar protocolos de segurança para proteger os empregados de potenciais perigos. Fornecer o equipamento de proteção individual necessário e realizar formação em matéria de segurança.

Manutenção de registos e integração de tecnologias

Software de gestão: Utilize software de gestão agrícola para simplificar a manutenção de registos de saúde, reprodução, alimentação e gestão financeira. Isto ajuda a acompanhar o desempenho e a tomar decisões baseadas em dados.
Adoção de tecnologia: Explorar a utilização de tecnologia, como ferramentas de agricultura de precisão, localização por GPS e sistemas de monitorização, para aumentar a eficiência e a produtividade.

Envolvimento da comunidade e criação de redes

Trabalho em rede: Interagir com outros agricultores, serviços de extensão agrícola e associações do sector. O trabalho em rede oferece oportunidades para partilhar conhecimentos, aceder a recursos e manter-se informado sobre as tendências do sector.
Envolvimento na comunidade: Participar em eventos agrícolas locais e contribuir para iniciativas comunitárias. A construção de relações positivas pode melhorar a reputação da exploração e o acesso ao mercado.

Conclusão: A gestão eficaz de uma exploração de bovinos requer uma abordagem abrangente que integre vários aspectos da criação de animais, saúde, nutrição, reprodução, gestão financeira e sustentabilidade. Ao implementar as melhores práticas e ao manter a atenção no bem-estar dos animais, os agricultores podem aumentar a produtividade, melhorar a viabilidade económica e contribuir para um sistema agrícola sustentável. A avaliação regular e a adaptação das práticas de gestão com base nas tendências e tecnologias emergentes optimizarão ainda mais as operações de criação de gado.

https://agritech.tnau.ac.in/animal_husbandry/animhus_cattle_care&management.html

https://vikaspedia.in/agriculture/livestock/general-management-practices-of-livestock

https://agriculture.vikaspedia.in/viewcontent/agriculture/livestock/cattle-buffalo/common-management-practices

http://www.agritech.tnau.ac.in/expert_system/cattlebuffalo/common%20management%20practices.html

https://extension.umn.edu/dairy-handling-and-best-practices/livestock-farm-management

https://kvk.rkmvu.ac.in/wp-content/uploads/2019/02/Dairy-Farm-Management_Dr.-Sarbaswarup-Ghosh.pdf

https://rangemanagement.extension.colostate.edu/wp-content/uploads/sites/42/2020/07/Cattle-Management-Manual.pdf

http://ecoursesonline.iasri.res.in/mod/page/view.php?id=4881

Capítulo 4: Gestão do alojamento dos bovinos

Introdução: O maneio do gado bovino em regiões tropicais húmidas requer uma consideração cuidadosa dos factores ambientais, do bem-estar animal e das práticas de maneio para garantir uma saúde e uma produtividade óptimas. As condições quentes e húmidas prevalecentes nestas áreas podem representar desafios únicos, como o stress térmico, o aumento do risco de doenças e a ventilação adequada. Segue-se um guia completo sobre a gestão eficaz do alojamento dos bovinos em climas tropicais húmidos.

Conceção e estrutura das habitações

Ventilação: Conceber alojamentos com lados abertos ou telhados altos para facilitar a ventilação cruzada, permitindo que o ar circule livremente e ajude a arrefecer o gado. Os telhados, como os de duas águas ou de quatro águas, podem melhorar o fluxo de ar. Instale ventoinhas ou sistemas de exaustão para melhorar o fluxo de ar durante os períodos quentes e húmidos. Os sistemas de arrefecimento por evaporação também podem ser eficazes na redução da temperatura e da humidade no interior do estábulo.

Telhados e sombras: Utilize materiais de cobertura reflectores ou coberturas de cores claras para minimizar a absorção de calor. Os telhados metálicos com isolamento podem ajudar a reduzir as temperaturas interiores. Assegure-se de que os telhados têm uma saliência adequada para proporcionar sombra e proteger o gado da luz solar direta e da chuva. Incorporar árvores ou estruturas de sombra nas áreas de pastagem para proporcionar opções de arrefecimento adicionais para o gado.

Pavimento: Conceber o pavimento de modo a permitir uma drenagem adequada, evitando a acumulação de água e reduzindo a acumulação de lama, que pode albergar agentes patogénicos. Utilizar materiais de pavimento antiderrapantes, como betão com textura adequada ou tapetes de borracha, para evitar lesões e proporcionar conforto. Fornecer material de cama adequado (por exemplo, palha, serradura) para aumentar o conforto, absorver a humidade e reduzir o risco de doenças.

Controlo da temperatura e da humidade

Regulação térmica: Monitorizar regularmente as temperaturas interiores e os níveis de humidade. Utilize termómetros e higrómetros para controlar as condições. Implementar estratégias de arrefecimento, como aspersores ou nebulizadores durante os períodos de pico de calor, para reduzir o stress e o desconforto.

Gestão do stress térmico: Identificar sinais de stress térmico nos bovinos, tais como respiração ofegante excessiva, baba e procura de sombra. Fornecer amplo acesso à água, garantindo que os bovinos possam se hidratar com freqüência para enfrentar as altas temperaturas. Considere práticas estratégicas de alimentação, fornecendo alimentos durante as partes mais frescas do dia (de manhã cedo ou ao fim da tarde) para reduzir a produção de calor metabólico.

Gestão de doenças

Medidas de biossegurança: Implemente protocolos rigorosos de biossegurança para evitar a introdução e a propagação de doenças, especialmente em climas húmidos, onde os agentes patogénicos se desenvolvem. Limpe e desinfecte regularmente as áreas de alojamento, o equipamento de alimentação e os bebedouros para minimizar o risco de doenças.

Vigilância de doenças: Monitorizar de perto a saúde do gado para detetar sinais de doenças tropicais comuns (por exemplo, febre aftosa, mastite, parasitas). Manter um calendário de vacinação regular e trabalhar com veterinários para gerir eficazmente a saúde do efetivo.

Considerações sobre o bem-estar dos animais

Requisitos de espaço: Assegurar um espaço adequado para cada animal para minimizar o stress e o comportamento agressivo. O espaço recomendado varia consoante o tamanho e o peso do gado, mas geralmente as raças maiores requerem mais espaço.

Postos de alimentação e de abeberamento: Fornecer estações de alimentação e de abeberamento suficientes para garantir que todos os bovinos tenham acesso a alimentos e água sem superlotação. Conceba áreas de alimentação que minimizem os resíduos de ração e permitam uma limpeza fácil.

Instalações de manuseamento: Construir instalações de maneio que permitam um movimento de baixo stress do gado durante os controlos sanitários e a alimentação. Isto inclui calhas curvas e lados sólidos para evitar distracções e stress.

Gestão da pastagem

Rotação de pastagens: Implementar sistemas de pastoreio rotativo para permitir que as pastagens recuperem e evitar o sobrepastoreio, o que é particularmente importante em condições húmidas que podem levar a um rápido crescimento da forragem. Monitorizar a qualidade das pastagens e ajustar a intensidade do pastoreio com base no crescimento das plantas e nas condições ambientais.

Acesso à água: Assegurar o acesso fácil a fontes de água limpa nas zonas de pastagem, uma vez que o gado precisa de beber mais frequentemente em condições de humidade.

Monitorização e manutenção

Inspecções regulares: Efetuar inspecções regulares das habitações, assegurando que a ventilação, a drenagem e a limpeza geral são mantidas. Verifique se há sinais de desgaste ou danos estruturais, especialmente em áreas propensas a chuvas fortes ou humidade.

Programa de manutenção: Desenvolver um plano de manutenção para limpar, reparar e melhorar as infra-estruturas da habitação, conforme necessário.

Integração da tecnologia

Monitorização da temperatura e da humidade: Utilizar a tecnologia para monitorizar os níveis de temperatura e humidade em tempo real, permitindo ajustes imediatos às condições de alojamento. Implementar bebedouros e sistemas de alimentação automáticos para reduzir o trabalho e garantir um acesso consistente aos recursos.

Conclusão: A gestão eficaz do alojamento dos bovinos em regiões tropicais húmidas é essencial para garantir o bem-estar, a saúde e a produtividade dos animais. Ao concentrarem-se na ventilação, no controlo da temperatura, na gestão das doenças, no bem-estar dos animais, na gestão das pastagens e na manutenção, os criadores de gado podem criar um ambiente propício para os seus animais. Além disso, a integração da tecnologia e a adoção das melhores práticas irão melhorar a sustentabilidade e a eficiência das operações de criação de gado nestes climas difíceis.

http://www.agritech.tnau.ac.in/expert_system/cattlebuffalo/Housing%20Management%20of%20Cattle%20and%20Buffalo.html

https://vikaspedia.in/agriculture/livestock/cattle-buffalo/housing-management-of-cattle-buffalo

https://agritech.tnau.ac.in/animal_husbandry/animhus_cattle_housing.html

Kulkarni Sandeep. 2018. Gestão da habitação de bovinos e búfalos. Revista Internacional de Investigação e Aplicações de Engenharia. 8(11): 05-09.

https://www.fao.org/4/s1250e/s1250e11.htm

https://www.slideshare.net/SafiullahJauhar/cattle-housing-and-shelter-management

https://www.farmhealthonline.com/health-welfare/cattle/housing/

https://basu.org.in/wp-content/uploads/2020/10/LPM-601_Housing_and_Rearing_Systems_for_cattle_and_buffaloes.pdf

Capítulo 5: Maneio nutricional dos bovinos

Introdução: O maneio nutricional dos bovinos em regiões tropicais húmidas é fundamental para garantir a saúde, o crescimento e a produtividade ideais. As condições climáticas únicas destas áreas, caracterizadas por temperaturas e humidade elevadas, podem afetar a qualidade dos alimentos, o metabolismo animal e a utilização global dos nutrientes.

Necessidades nutricionais

Necessidades nutricionais: Avaliar as necessidades nutricionais específicas com base na idade, peso, raça e fase de produção (por exemplo, crescimento, lactação, gestação) do gado. Isto inclui proteínas, energia, vitaminas e minerais. As vacas leiteiras e os bovinos de carne têm necessidades nutricionais diferentes, pelo que as rações devem ser ajustadas em conformidade.

Fontes de energia: Fornecer uma dieta equilibrada com fontes de energia suficientes, tais como cereais (milho, cevada) e forragens (feno, silagem). A densidade energética é crucial, especialmente para vacas em lactação ou novilhas em crescimento.

Gestão das forragens

Forragem de qualidade: Nas regiões tropicais húmidas, a qualidade da forragem pode diminuir rapidamente devido ao crescimento rápido e à potencial contaminação por fungos. Avalie regularmente a qualidade da forragem para garantir que satisfaz as necessidades nutricionais do gado. Escolha espécies de gramíneas de alta qualidade que estejam bem adaptadas a climas húmidos, como Brachiaria, Panicum ou Cynodon.

Gestão das pastagens: Implementar o pastoreio rotativo para permitir que as pastagens recuperem e mantenham a qualidade. Isto também ajuda a evitar o sobrepastoreio, que pode levar à redução da disponibilidade de forragem. Monitorizar o estado das pastagens e ajustar as taxas de lotação com base na disponibilidade e qualidade da forragem.

Suplementação: Quando a qualidade da forragem é baixa, considere a possibilidade de suplementar com alimentos ricos em proteínas e energia, tais como farinha de soja, farinha de sementes de algodão ou melaço, para satisfazer as necessidades nutricionais.

Abastecimento de água

Hidratação: Assegurar um abastecimento constante de água limpa e fresca, uma vez que as temperaturas elevadas podem aumentar significativamente as necessidades de água. O gado pode necessitar de 20-30 galões de água por dia, dependendo do seu tamanho e da fase de produção. Proporcionar um acesso fácil a bebedouros nas zonas de alojamento e de pastagem. Monitorize regularmente a qualidade da água para evitar a contaminação.

Estratégias nutricionais para o stress térmico

Horário da alimentação: Alimente o gado durante as partes mais frescas do dia (de manhã cedo ou ao fim da tarde) para minimizar a produção de calor durante a digestão. Isto ajuda a reduzir o risco de stress térmico, que pode afetar o apetite e a digestão.

Alimentos refrescantes: Incorporar alimentos que tenham um efeito de arrefecimento, tais como forragens com elevado teor de fibras, que requerem mais energia para a digestão e podem ajudar a baixar as temperaturas internas do corpo.

Electrólitos: Fornecer suplementos de electrólitos durante os períodos de elevado stress térmico, especialmente para as vacas em lactação. Isto pode ajudar a repor os minerais perdidos através da transpiração e a manter a hidratação.

Suplementação de minerais e vitaminas

Minerais essenciais: Assegurar que o gado recebe níveis adequados de minerais essenciais, tais como cálcio, fósforo, magnésio, sódio e potássio. Em climas húmidos, a deficiência de magnésio pode levar à tetania da erva, particularmente em vacas em lactação. Utilize blocos de minerais ou suplementos minerais a granel que sejam especificamente formulados para a região e para o tipo de produção de gado.

Vitaminas: Suplemento com vitaminas lipossolúveis (A, D, E) conforme necessário, especialmente se a qualidade da forragem for má ou se o gado estiver sob stress.

Controlo e avaliação

Avaliações regulares: Efetuar avaliações regulares dos índices de condição corporal (ECC) dos bovinos para avaliar a adequação nutricional. Ajustar as rações com base no BCS, assegurando que os bovinos não são sub-alimentados nem sobre-alimentados. Monitorizar o consumo de ração e os parâmetros de desempenho (ganho de peso, produção de leite) para garantir que os objectivos nutricionais estão a ser cumpridos.

Manutenção de registos: Mantenha registos detalhados das fórmulas de alimentação, do desempenho do gado e das avaliações de saúde. Esta informação é valiosa para tomar decisões informadas sobre nutrição e práticas de gestão.

Utilização de alimentares locais

Ingredientes locais para rações: Incorporar na dieta os recursos alimentares disponíveis localmente para reduzir os custos e melhorar a sustentabilidade. Isto pode incluir subprodutos da agricultura local, tais como folhas de mandioca, bagaço de palmiste e topos de cana-de-açúcar. Colaborar com fornecedores locais de rações para identificar e obter ingredientes de alta qualidade.

Investigação e desenvolvimento

Adoção de práticas baseadas na investigação: Manter-se informado sobre as últimas pesquisas e avanços na nutrição do gado, particularmente aqueles relevantes

para as condições tropicais húmidas. Implementar novas descobertas que melhorem a eficiência alimentar e a saúde do gado. Considerar a colaboração com serviços de extensão agrícola ou universidades para apoio e orientação na gestão da nutrição.
Conclusão: A gestão nutricional do gado em regiões tropicais húmidas requer uma abordagem holística que considere factores ambientais, necessidades dos animais e recursos disponíveis. Ao concentrarem-se em forragens de qualidade, fornecimento adequado de água, suplementação apropriada e monitorização do desempenho do gado, os agricultores podem otimizar a saúde e a produtividade. A avaliação regular e o ajustamento das práticas alimentares ajudarão a garantir que o gado prospere nestes climas difíceis, conduzindo, em última análise, a uma maior viabilidade económica da exploração.

http://www.agritech.tnau.ac.in/expert_system/cattlebuffalo/Feeding%20management.html

https://www.msdvetmanual.com/management-and-nutrition/nutrition-dairy-cattle/feeding-and-nutritional-management-of-dairy-cattle

https://www.msdvetmanual.com/management-and-nutrition/management-of-reproduction-cattle/nutrition-for-reproduction-in-cattle

https://agritech.tnau.ac.in/animal_husbandry/animhus_cattle_%20feed%20management.html

Parkash Singh Brar, Shahaji Phand, Jaswinder Singh, Arunbeer Singh e Sushrirekha Das (2022). Nutritional and Health Management of Dairy Animals [E-book] Hyderabad: Guru Angad Dev Veterinary and Animal Sciences University, Ludhiana & National Institute of Agricultural Extension Management, Hyderabad, Índia

Erickson PS, Kalscheur KF. Nutrição e alimentação de bovinos leiteiros. Animal Agriculture. 2020:157-80.
https://ag.umass.edu/crops-dairy-livestock-equine/fact-sheets/nutritional-management-of-dairy-cows
https://www.aphis.usda.gov/sites/default/files/bamn07_nutmgmt.pdf
https://njaes.rutgers.edu/fs1064/

Capítulo 6: Infestação por parasitas externos nos bovinos

Introdução: A infestação de parasitas externos em bovinos é uma preocupação significativa para os produtores de gado, uma vez que estes parasitas podem levar a problemas de saúde consideráveis, diminuição da produtividade e aumento dos custos veterinários. Os parasitas externos incluem uma variedade de organismos, tais como insectos (moscas, piolhos, ácaros e carraças) que infestam a pele e o pelo dos bovinos, causando irritação, doença e desconforto. O controlo eficaz dos parasitas externos é essencial para manter a saúde e a produtividade dos bovinos. Os parasitas externos podem causar uma série de problemas nos bovinos, desde uma leve irritação até doenças graves que podem afetar a saúde e a produtividade em geral. Os parasitas externos mais comuns que afectam os bovinos incluem moscas (por exemplo, moscas do chifre, moscas da cara, moscas do estábulo) e piolhos, carraças (várias espécies que podem transmitir doenças) e ácaros (sarna e outras infestações de ácaros). O impacto destas infestações pode variar consoante o tipo de parasita, a intensidade da infestação e o estado geral de saúde do animal. As medidas de controlo são essenciais para minimizar os efeitos adversos dos parasitas externos nos bovinos.

Causas: As causas das infestações por parasitas externos nos bovinos estão principalmente relacionadas com as condições ambientais, as práticas de maneio e a biologia dos parasitas.

Factores ambientais: Muitos parasitas externos desenvolvem-se em ambientes quentes e húmidos. As condições que promovem a sobrevivência de larvas e ovos, tais como pastagens húmidas e drenagem deficiente, podem aumentar o risco de infestações. O sobrepastoreio e a acumulação de estrume podem criar locais de reprodução para moscas e outras pragas.

Biologia dos Parasitas: Os parasitas externos têm frequentemente ciclos de vida complexos que envolvem ovos, larvas e fases adultas, que podem sobreviver no ambiente durante longos períodos. Os parasitas são atraídos para os hospedeiros com base em factores como o calor do corpo, o dióxido de carbono e os odores, levando a infestações.

Factores animais: Os animais stressados, devido a má nutrição, sobrelotação ou condições ambientais, são mais susceptíveis a infestações. Os vitelos jovens e os animais imunocomprometidos são mais vulneráveis aos parasitas externos.

Incidência: A incidência de infestações por parasitas externos em bovinos pode variar de acordo com a localização geográfica, o clima e as práticas de manejo. Os parasitas externos estão disseminados nas populações de bovinos, com estudos que demonstram que uma percentagem significativa de rebanhos pode sofrer infestações em diferentes alturas, especialmente durante os meses mais quentes, quando os insectos e as carraças estão mais activos. Por exemplo, a mosca-dos-chifres pode afetar até 90% de um rebanho em algumas regiões durante as épocas altas. A incidência de certos parasitas externos tende a atingir o pico na primavera e no verão, quando as condições ambientais são mais favoráveis ao seu desenvolvimento. Os parasitas externos podem levar a uma diminuição da produção de leite, do ganho de peso e da saúde em geral, resultando em perdas económicas que podem atingir milhões de dólares anualmente na indústria pecuária.

Fisiopatologia: A fisiopatologia das infestações por parasitas externos envolve vários mecanismos através dos quais estes parasitas afectam a saúde do hospedeiro. Parasitas como os piolhos e os ácaros penetram na pele ou alimentam-se do sangue ou dos tecidos do hospedeiro, causando danos diretos e irritação. A presença de parasitas induz uma resposta imunitária, levando a inflamação, comichão e desconforto. Isto pode levar o gado a coçar ou a esfregar-se contra objectos, resultando em lesões ou infecções secundárias. As carraças e algumas moscas são vectores de várias doenças (por exemplo, anaplasmose, doença de Lyme e língua azul) que podem ter implicações graves para a saúde dos bovinos. As infestações podem levar a uma diminuição do consumo de alimentos e da absorção de nutrientes, uma vez que os bovinos podem sentir-se demasiado desconfortáveis para comer ou podem necessitar de energia adicional para combater os efeitos da infestação.

Sintomas clínicos: Os sinais clínicos das infestações por parasitas externos podem variar consoante o tipo de parasita e a gravidade da infestação.

Sintomas comuns: O gado pode esfregar-se contra cercas, árvores ou outros objectos para aliviar a comichão. Áreas de perda ou afinamento do pelo, particularmente em torno das regiões do pescoço, rosto e cauda. Vermelhidão, inchaço ou lesões na pele devido à irritação e ao coçar. Redução do ganho de peso ou perda de condição corporal devido a desconforto e stress.

Sintomas específicos por parasita: Os piolhos podem provocar comichão intensa, inquietação e queda de pelo visível, sobretudo no inverno, quando é mais provável que os bovinos estejam agrupados. As carraças podem causar inchaço localizado nos locais de fixação e podem transmitir doenças que levam a sintomas sistémicos (febre, letargia). As infestações por moscas podem provocar uma baba excessiva, irritação à volta dos olhos (devido às moscas da cara) e potenciais infecções secundárias.

Sintomas graves: Em casos de infestação intensa ou de transmissão da doença, os sintomas podem incluir febre, letargia, anemia e, em casos graves, a morte.

Diagnóstico: O diagnóstico de infestações por parasitas externos envolve uma combinação de exame clínico e testes laboratoriais. Observação dos bovinos para detetar sinais de infestação, tais como comichão, perda de pelo e lesões cutâneas. Examinar a pele e o pelo para detetar a presença de parasitas ou dos seus ovos. Para diagnosticar infestações por ácaros, podem ser recolhidas raspas de pele e examinadas microscopicamente para detetar ácaros ou os seus ovos. No caso de alguns parasitas, podem ser examinadas amostras fecais para detetar a presença de ovos ou larvas. A monitorização regular do efetivo para detetar alterações no comportamento ou no aspeto pode ajudar na deteção precoce de infestações.

Tratamento: O tratamento das infestações por parasitas externos envolve normalmente a utilização de vários agentes antiparasitários.

Medicamentos antiparasitários: Formulações, sprays ou pós contendo insecticidas ou acaricidas (por exemplo, permetrina, ivermectina) podem ser aplicados no pelo do gado. Podem ser administrados medicamentos sistémicos que visam parasitas externos, como injecções de ivermectina. Algumas formulações estão disponíveis para administração oral para controlar parasitas internos e externos.

Cuidados de apoio: Proporcionar um ambiente sem stress e assegurar uma nutrição adequada para ajudar na recuperação. Tratamento de infecções secundárias que possam surgir devido a arranhões ou danos na pele.

Consulta veterinária: É fundamental consultar um veterinário para obter um diagnóstico correto e recomendações de tratamento.

Controlo e prevenção: A prevenção e o controlo das infestações por parasitas externos requerem uma estratégia de gestão abrangente. Realizar inspecções de rotina ao rebanho para identificar sinais precoces de infestações. Mantenha registos das ocorrências de parasitas e dos tratamentos para controlar a eficácia. Combinar métodos de controlo biológico, mecânico e químico para uma gestão eficaz dos parasitas externos. Introduzir insectos benéficos ou predadores naturais para ajudar a controlar as populações de parasitas. Fazer a rotação das pastagens para reduzir a exposição aos parasitas e quebrar os ciclos de vida dos parasitas externos. Manter as condições de vida limpas e secas para minimizar os locais de reprodução de insectos e parasitas. Limpar e desinfetar regularmente as áreas de alojamento e alimentação dos animais para reduzir o risco de infestações. Gerir o estrume para minimizar os locais de reprodução de moscas. Aplicar repelentes de insectos como medida preventiva durante as épocas altas de moscas e carraças. Embora não existam vacinas que visem especificamente os parasitas externos, a vacinação contra outras doenças pode melhorar a saúde e a resistência geral do efetivo. Educar o pessoal da exploração sobre a identificação, prevenção e controlo de parasitas externos para promover as melhores práticas de gestão.

Conclusão: As infestações de parasitas externos nos bovinos podem levar a desafios sanitários significativos e a perdas económicas na indústria pecuária. Uma abordagem abrangente que inclua monitorização, tratamento e práticas de gestão eficazes é essencial para controlar estes parasitas. Ao implementar medidas preventivas e ao trabalhar em estreita colaboração com os veterinários, os produtores de gado podem proteger os seus efectivos dos efeitos adversos das infestações de parasitas externos, melhorando, em última análise, a saúde e a produtividade dos animais. Avaliações regulares e ajustes nas estratégias de gestão com base nos resultados observados ajudarão a manter um controlo eficaz dos parasitas externos.

https://www.msdvetmanual.com/management-and-nutrition/preventative-health-care-and-husbandry-of-beef-cattle/parasite-control-in-beef-cattle

https://in.virbac.com/cattle/diseases/parasites-in-cattle

https://agriculture.vikaspedia.in/viewcontent/agriculture/livestock/general-management-practices-of-livestock/external-parasites-of-ruminants?lgn=en

https://edis.ifas.ufl.edu/publication/IG130

https://www.beefresearch.ca/topics/parasites-external/

https://www2.zoetis.com.au/livestock-solutions/southern-beef/effective-parasite-management/external-parasites

Christensen C. M. (1982). Parasitas externos do gado leiteiro. Journal of dairy science, 65(11), 2189-2193. https://doi.org/10.3168/jds.S0022-0302(82)82481-8

Capítulo 7: Infestação por parasitas internos nos bovinos

Introdução: Os parasitas internos dos bovinos afectam principalmente o trato gastrointestinal, mas alguns podem também afetar outros sistemas de órgãos. Estas infestações podem levar a uma má absorção de nutrientes, perda de peso, diarreia, anemia e, em casos graves, à morte. A gestão eficaz dos parasitas internos é crucial para manter a saúde e a produtividade do efetivo. A infestação de parasitas internos nos bovinos é uma preocupação veterinária e económica significativa na gestão do gado. Estes parasitas podem afetar negativamente a saúde, a produtividade e o bem-estar geral do gado, levando a perdas financeiras substanciais para os agricultores. Os parasitas internos, incluindo várias espécies de nemátodes (lombrigas), cestodes (ténias) e trematodes (vermes), podem causar vários problemas de saúde, desde ligeiros a graves.

Causas

Tipos de Parasitas: Os nemátodos são vulgarmente conhecidos como lombrigas e incluem espécies como *Haemonchus*, *Ostertagia*, *Cooperia* e *Trichostrongylus*. Os cestódeos são ténias como a *Moniezia* e *a Taenia*, são menos comuns mas podem causar problemas de saúde significativos. Os trematódeos são vermes do fígado, como a *Fasciola hepatica*, que podem causar lesões hepáticas graves e outros efeitos sistémicos.

Factores ambientais: Os ovos e as larvas do parasita desenvolvem-se em ambientes quentes e húmidos, o que torna as pastagens húmidas e a água estagnada condições ideais para as infestações. O sobrepastoreio e a má gestão podem levar a uma maior concentração de ovos de parasitas no ambiente.

Factores animais: Os vitelos jovens são mais susceptíveis a infecções devido ao desenvolvimento do seu sistema imunitário.

Estado nutricional: Os animais subnutridos ou stressados têm respostas imunitárias comprometidas, o que os torna mais vulneráveis a infestações parasitárias.

Incidência: A incidência de infestações por parasitas internos em bovinos pode variar significativamente em função da localização geográfica, do clima, das práticas de maneio e da saúde geral do efetivo. Os parasitas internos são comuns no gado em pastoreio, especialmente em regiões com um clima favorável ao desenvolvimento de parasitas. Estudos demonstraram que até 70% dos rebanhos leiteiros podem ser afectados por parasitas internos em algum momento. A incidência tende a ser maior durante os meses mais quentes, quando as condições ambientais favorecem o desenvolvimento de ovos e larvas de parasitas. Os parasitas internos contribuem para a diminuição do ganho de peso, da produção de leite e da saúde em geral, levando a perdas económicas estimadas em milhares de milhões de dólares a nível mundial.

Fisiopatologia: A fisiopatologia da infestação por parasitas internos envolve vários mecanismos pelos quais os parasitas afectam o hospedeiro. Os bovinos ingerem ovos ou larvas de parasitas enquanto pastam, levando a infecções no trato gastrointestinal. Alguns parasitas podem migrar através da corrente sanguínea ou dos tecidos antes de regressarem ao trato gastrointestinal para amadurecerem. Os parasitas adultos fixam-se à parede intestinal, consumindo nutrientes e perturbando a digestão e a absorção normais. As infecções parasitárias podem provocar inflamação, úlceras e danos no revestimento intestinal, contribuindo para a diarreia e a má absorção de nutrientes. O sistema imunitário do hospedeiro reage à infestação, provocando inflamação, o que pode comprometer ainda mais a absorção dos nutrientes e a saúde em geral.

Sintomas clínicos: Os sinais clínicos das infestações por parasitas internos podem variar consoante o tipo de parasita, a gravidade da infestação e o estado geral de saúde do animal.

Sintomas comuns: Perda de peso progressiva apesar de um apetite normal ou aumentado. Fezes aquosas e frequentes, muitas vezes com sangue ou muco em casos graves. A anemia mostra membranas mucosas pálidas, fraqueza e letargia devido à perda de sangue (particularmente com infestações *por Haemonchus*). Mau estado do pelo, como pelo baço e áspero e mau aspeto geral. A acumulação de gás no rúmen pode ocorrer com algumas infestações. Pode ocorrer tosse ou dificuldade respiratória se as larvas migrarem para os pulmões (como acontece com algumas espécies de vermes pulmonares).

Sintomas graves: Dor abdominal devido a lesões ou bloqueios graves. Inchaço da parte inferior do abdómen ou das patas devido à perda de proteínas. Morte Em casos extremos, as infestações não tratadas podem levar à morte, particularmente em animais jovens ou comprometidos.

Diagnóstico: O diagnóstico de infestações por parasitas internos envolve uma combinação de exame clínico e testes laboratoriais. Observação dos sinais e sintomas clínicos durante um exame físico completo e avaliação da condição corporal e da saúde geral do animal. A contagem de ovos nas fezes (FEC) é um método comum para determinar a presença e a quantidade de ovos de parasitas nas faces. Isto ajuda a identificar o tipo de parasitas e a avaliar o nível de infestação. A flutuação fecal é uma técnica utilizada para concentrar e identificar ovos de parasitas em amostras fecais. Podem ser efectuadas análises ao sangue para avaliar a anemia e o estado geral de saúde. Em casos de doença grave ou inexplicável ou de morte, os exames post-mortem podem fornecer informações sobre a presença de parasitas e a extensão dos danos.

Tratamento: O tratamento de infestações por parasitas internos envolve normalmente a utilização de medicamentos anti-helmínticos (desparasitação).

Anti-helmínticos: Os desparasitantes de largo espetro, como a ivermectina, o fenbendazol e a moxidectina, são normalmente utilizados para tratar uma variedade

de parasitas internos. Dependendo dos parasitas diagnosticados, podem ser escolhidos medicamentos específicos para combater infestações conhecidas.
Cuidados de apoio: Fornecer nutrição e hidratação adequadas durante o tratamento para apoiar a recuperação. Tratamento de quaisquer infecções ou condições secundárias resultantes da infestação.
Consulta com um veterinário: É aconselhável trabalhar em estreita colaboração com um veterinário para determinar o plano de tratamento mais eficaz com base nos parasitas específicos envolvidos e na saúde geral do gado.
Controlo e prevenção: A prevenção e o controlo das infestações por parasitas internos requerem uma abordagem abrangente.
Monitorização regular: Exames fecais de rotina para monitorizar as cargas parasitárias na manada. Acompanhamento da condição corporal e da saúde geral.
Desparasitação estratégica: Implementar um programa de desparasitação com base nos resultados das contagens de ovos nas fezes e nos padrões sazonais de transmissão de parasitas. Utilizar a rotação de classes de anti-helmínticos para reduzir o risco de resistência aos medicamentos.
Gestão das pastagens: Fazer a rotação das pastagens para quebrar o ciclo de vida dos parasitas. Permitir que as pastagens descansem pode ajudar a reduzir o número de larvas infecciosas no ambiente. Manter as condições limpas e secas no alojamento dos animais para minimizar a exposição aos parasitas.
Práticas de higiene: Limpeza regular das áreas de alimentação e de abeberamento para reduzir a contaminação com ovos de parasitas. Assegurar boas práticas de saneamento durante o parto e o manuseamento para limitar a exposição a agentes patogénicos.
Gestão nutricional: Fornecer uma dieta equilibrada para apoiar o sistema imunitário e a saúde geral dos bovinos, tornando-os menos susceptíveis a infecções.
Vacinação: Embora não existam vacinas específicas para os parasitas internos, as vacinas contra outras doenças podem ajudar a melhorar a saúde geral e a resistência.
Conclusão: As infestações por parasitas internos em bovinos representam um desafio sanitário significativo, com impacto na produtividade e no bem-estar animal. Uma abordagem multifacetada que inclua monitorização, tratamento estratégico, práticas de gestão eficazes e medidas preventivas é essencial para controlar estas infestações. Ao compreender os ciclos de vida, os sintomas e as estratégias de controlo dos parasitas internos, os produtores de gado podem melhorar a saúde do efetivo e a viabilidade económica das suas operações. A consulta veterinária regular e a adesão às melhores práticas de gestão ajudarão a mitigar os riscos associados aos parasitas internos nos bovinos.

https://dairy-cattle.extension.org/internal-parasites-in-beef-and-dairy-cattle/#:~:text=Cattle%20can%20be%20infected%20by,the%20focus%20of%20this%20discussion.

https://in.virbac.com/cattle/diseases/parasites-in-cattle

https://vikaspedia.in/agriculture/livestock/general-management-practices-of-livestock/internal-parasites-of-ruminants

https://www.beefresearch.ca/topics/parasites-internal/

https://www.msdvetmanual.com/digestive-system/gastrointestinal-parasites-of-ruminants/common-gastrointestinal-parasites-of-cattle

https://www.iowabeefcenter.org/bch/InternalParasites.pdf

https://extension.missouri.edu/publications/g2130

https://www2.zoetis.com.au/livestock-solutions/southern-beef/effective-parasite-management/internal-parasites

https://www.extension.purdue.edu/extmedia/vy/vy-51.html

Capítulo 8: Brucelose nos bovinos

Introdução: A brucelose nos bovinos, frequentemente referida como brucelose bovina, é uma doença altamente contagiosa causada por bactérias do género *Brucella*. Apresenta riscos significativos para a saúde dos animais e tem implicações económicas consideráveis para a indústria pecuária. A brucelose é uma doença zoonótica, o que significa que pode ser transmitida dos animais para os seres humanos. Nos bovinos, o principal agente patogénico responsável pela brucelose é a *Brucella abortus*, embora *a Brucella melitensis* e *a Brucella suis* também possam infetar os bovinos, embora menos frequentemente. A doença é caracterizada por falhas reprodutivas, incluindo aborto, nados-mortos e infertilidade. A brucelose pode levar a perdas económicas significativas na indústria pecuária devido à diminuição da produção de leite, ao aumento dos custos veterinários e às restrições comerciais.

Causas:

Agente patogénico: O principal agente causador é a *Brucella abortus*, uma bactéria gram-negativa, pequena e não-móvel. É altamente infecciosa e pode sobreviver no ambiente durante longos períodos, particularmente em condições de humidade.

Transmissão: Os bovinos infectados libertam a bactéria nos seus fluidos corporais, especialmente durante o parto, através da placenta, das secreções uterinas e do leite. Os bovinos saudáveis podem ser infectados através do contacto com estas secreções. Alimentos, água ou superfícies contaminadas podem servir como veículos de transmissão. A bactéria pode persistir no ambiente, tornando possível a transmissão indireta. Os seres humanos podem contrair brucelose através do consumo de leite não pasteurizado ou de produtos lácteos, da inalação de aerossóis ou do contacto direto com animais infectados.

Incidência: A brucelose é prevalente em várias partes do mundo, particularmente em regiões com medidas de controlo menos rigorosas.

Distribuição global: A brucelose é endémica em muitos países em desenvolvimento e em algumas áreas de países desenvolvidos. A incidência da doença pode variar muito em função da geografia e das práticas de gestão.

Taxas de incidência: Nos EUA, a incidência da brucelose bovina diminuiu significativamente devido a programas de controlo eficazes; no entanto, ainda ocorrem surtos isolados. A prevalência noutras regiões pode ser muito mais elevada, especialmente em áreas onde não são implementados programas de vacinação e testes.

Impacto económico: A doença pode levar a perdas económicas substanciais devido à diminuição da produtividade (leite), ao aumento dos custos veterinários e ao peso económico das medidas de controlo da doença. Também afecta o comércio, uma vez que os países com brucelose são frequentemente impedidos de exportar gado e produtos lácteos.

Fisiopatologia: A fisiopatologia da brucelose envolve várias etapas. Após a infeção, as bactérias *Brucella* invadem o hospedeiro através das membranas mucosas, principalmente no trato reprodutivo. As bactérias podem sobreviver dentro das células do hospedeiro, escapando ao sistema imunitário. Uma vez no interior do hospedeiro, *a Brucella* multiplica-se nos macrófagos e noutras células imunitárias, conduzindo a uma infeção sistémica. A bactéria pode espalhar-se para vários órgãos, particularmente os órgãos reprodutores. O hospedeiro dá uma resposta imunitária, mas *a Brucella* desenvolveu mecanismos para evitar a destruição pelas células imunitárias, levando a uma infeção crónica. Nas vacas grávidas, a bactéria pode invadir a placenta, causando placentite e levando ao aborto. A doença pode também afetar a produção de leite e a saúde em geral.

Sintomas clínicos: Os sintomas clínicos da brucelose nos bovinos podem variar.

Problemas reprodutivos: O aborto ocorre normalmente no último trimestre da gravidez. As vacas afectadas podem abortar após o quinto mês de gestação. Os vitelos nascem mortos ou fracos (nados-mortos). Dificuldade em conceber ou repetidos retornos ao cio (infertilidade).

Sintomas gerais: Os bovinos podem apresentar febre e mal-estar geral. As vacas infectadas podem apresentar uma diminuição da produção de leite. Nos machos, pode ocorrer epididimite (inflamação do epidídimo). Infecções crónicas: Nos casos crónicos, os bovinos podem apresentar febre baixa persistente, inchaço das articulações e sinais sistémicos de doença.

Diagnóstico: O diagnóstico da brucelose envolve uma combinação de exame clínico e testes laboratoriais. Observação dos sinais clínicos, nomeadamente problemas reprodutivos, como aborto ou infertilidade. O teste de Rosa Bengala é um teste de rastreio rápido que detecta anticorpos contra a *Brucella*. O ELISA é um teste mais específico para a deteção de anticorpos em amostras de soro. Teste de fixação do complemento, outro teste serológico utilizado para o diagnóstico, embora seja menos comum do que o ELISA. O isolamento de *Brucella* a partir de fetos abortados, placenta ou secreções uterinas pode confirmar o diagnóstico, mas requer instalações laboratoriais especializadas devido à natureza patogénica do agente patogénico. O teste de reação em cadeia da polimerase pode detetar a presença de ADN *da Brucella* em amostras biológicas, proporcionando um diagnóstico rápido e específico.

Tratamento: O tratamento da brucelose em bovinos pode ser difícil e geralmente não é eficaz. Os animais infectados são normalmente eliminados do rebanho para evitar a propagação da doença. Os programas de vacinação e testes são mais importantes do que o tratamento. Embora os antibióticos (como a oxitetraciclina ou a doxiciclina) possam ser utilizados em alguns casos, muitas vezes não são eficazes para eliminar a infeção, especialmente nos casos crónicos. O tratamento também não é uma medida de controlo prática na gestão de efectivos. A prestação de cuidados de apoio aos animais afectados pode ajudar a controlar os sintomas, mas não elimina a infeção.

Controlo e prevenção: O controlo e a prevenção da brucelose nos bovinos requerem uma abordagem multifacetada. A vacinação com a estirpe 19 ou RB51 *de Brucella abortus* é um método eficaz de prevenção da infeção em novilhas jovens. A vacinação deve fazer parte de um programa abrangente de saúde do rebanho. É essencial efetuar testes regulares para detetar a brucelose nos efectivos bovinos. Os animais infectados devem ser abatidos para evitar a transmissão e manter a saúde do rebanho. A implementação de medidas de biossegurança para minimizar a exposição à bactéria, como o controlo do acesso ao gado e a garantia de um saneamento adequado nos estábulos e nas áreas de alimentação. Educar os agricultores e os tratadores de gado sobre os riscos da brucelose, as vias de transmissão e a importância da vacinação e dos testes é crucial para uma prevenção eficaz. Assegurar que as pessoas que trabalham com gado estão conscientes do potencial zoonótico da brucelose e tomam as precauções adequadas, tais como a utilização de equipamento de proteção pessoal quando manuseiam animais infectados ou os seus produtos. O estabelecimento de um sistema de notificação de casos de brucelose e a realização de vigilância nas populações bovinas podem ajudar na deteção precoce e no controlo de surtos.

Conclusão: A brucelose nos bovinos é uma preocupação significativa em termos de saúde pública e económicos devido ao seu potencial zoonótico e ao seu impacto na produtividade do gado. Medidas eficazes de controlo e prevenção, incluindo vacinação, testes, abate e práticas de biossegurança, são essenciais para gerir e reduzir a incidência desta doença. A colaboração entre veterinários, produtores de gado e funcionários da saúde pública é crucial para garantir a saúde das populações de gado e proteger a saúde humana da brucelose. Os esforços contínuos de educação e sensibilização melhorarão ainda mais a compreensão desta doença e promoverão práticas de gestão eficazes na indústria pecuária.

https://www.aphis.usda.gov/livestock-poultry-disease/cattle/bovine-brucellosis#:~:text=Brucellosis%20(também%20conhecido%20como%20contagioso, saúde pública%2C%20e%20comércio%20internacional.

https://www.msdvetmanual.com/reproductive-system/brucellosis-in-large-animals/brucellosis-in-cattle

https://www.who.int/news-room/fact-sheets/detail/brucellosis

https://www.woah.org/en/disease/brucellosis/

Tulu D. Bovine Brucellosis: Epidemiology, Public Health Implications, and Status of Brucellosis in Ethiopia (Epidemiologia, Implicações para a Saúde Pública e Situação da Brucelose na Etiópia). Vet Med (Auckl). 2022 Jan 7;13:21-30. doi: 10.2147/VMRR.S347337.

https://www.cdc.gov/brucellosis/hcp/animals/index.html

https://www.aphis.usda.gov/nvap/reference-guide/control-eradication/brucellosis

https://www.daera-ni.gov.uk/articles/what-brucellosis

Khan MZ, Zahoor M. An Overview of Brucellosis in Cattle and Humans, and its Serological and Molecular Diagnosis in Control Strategies (Visão geral da brucelose em bovinos e seres humanos e seu diagnóstico serológico e molecular em estratégias de controlo). Trop Med Infect Dis. 2018 Jun 14;3(2):65. doi: 10.3390/tropicalmed3020065.

Capítulo 9: Febre aftosa

Introdução: A Febre Aftosa (FA) é uma doença viral altamente contagiosa que afecta animais biungulados, incluindo bovinos, suínos, ovinos, caprinos e outros animais selvagens. É causada pelo vírus da febre aftosa (VFA), que pode provocar uma elevada morbilidade mas uma mortalidade variável. A febre aftosa tem consequências económicas significativas devido ao seu impacto na produtividade do gado, às restrições comerciais e ao custo dos esforços de controlo e erradicação da doença. A febre aftosa é uma das doenças virais mais importantes do gado, caracterizada por febre e pelo desenvolvimento de vesículas (bolhas) na boca, nas patas e nas tetas. A doença propaga-se rapidamente entre os animais e é classificada como uma doença de notificação obrigatória pela Organização Mundial de Saúde Animal (OIE). Embora os bovinos adultos geralmente sobrevivam, a doença reduz significativamente a produção de leite, o ganho de peso e a fertilidade, e pode ser fatal em animais jovens.

Causas: A febre aftosa é causada pelo vírus da febre aftosa (FMDV), um membro da família Picornaviridae e do género Aphthovirus. Existem sete serotipos conhecidos do vírus da febre aftosa (O, A, C, Asia 1, SAT1, SAT2 e SAT3), cada um com múltiplos subtipos. O vírus da febre aftosa propaga-se através do contacto direto com animais infectados, equipamento contaminado, alimentos, água e por transmissão aérea a longas distâncias. Alguns animais, particularmente os bovinos, podem tornar-se portadores do vírus mesmo após a recuperação, mantendo o vírus nos efectivos e potencialmente iniciando novos surtos. O vírus é altamente estável no ambiente, sobrevivendo em produtos animais, em instalações contaminadas e em determinadas condições climatéricas, o que contribui para a sua persistência.

Incidência: A febre aftosa é endémica em partes de África, da Ásia e da América do Sul, com surtos periódicos em regiões que normalmente estão livres da doença. As taxas de incidência podem ser extremamente elevadas em áreas onde a febre aftosa está presente, especialmente entre bovinos susceptíveis e não vacinados. A doença propaga-se rapidamente dentro dos rebanhos, afectando frequentemente quase todos os animais devido à sua elevada taxa de transmissão.

Fisiopatologia: Quando o vírus da febre aftosa infecta um hospedeiro suscetível, segue um processo patogénico distinto: o vírus entra no animal por via respiratória ou oral, e a replicação inicial ocorre na região da faringe (garganta). O vírus da febre aftosa entra rapidamente na corrente sanguínea, espalhando-se por todo o corpo e infectando células do epitélio, particularmente na boca, patas e tetas. O vírus induz a morte celular nos tecidos infectados, formando vesículas ou bolhas que se rompem, expondo áreas cruas e dolorosas. Em alguns animais, o vírus persiste na região faríngea durante meses ou anos após a infeção, tornando-os portadores e uma fonte de infeção para animais susceptíveis.

Sintomas clínicos: Os sinais clínicos da febre aftosa aparecem normalmente entre 2 a 14 dias após a infeção e podem variar em termos de gravidade. Inicialmente, os bovinos apresentam febre alta, frequentemente superior a 104°F (40°C). Desenvolvem-se vesículas na boca (língua, lábios e gengivas), nas patas (especialmente na área à volta dos cascos) e nas tetas. Estas vesículas rebentam, deixando úlceras dolorosas. Devido às lesões dolorosas na boca, os bovinos afectados babam-se excessivamente e podem parecer mastigar mas evitar a comida. As lesões dolorosas nas patas causam relutância em mover-se e claudicação, o que pode levar à redução da ingestão de alimentos e água. As vacas em lactação apresentam uma queda significativa na produção de leite devido ao stress e à incapacidade de se alimentarem adequadamente. As lesões abertas podem levar a infecções bacterianas secundárias, piorando o estado do animal.

Diagnóstico: O diagnóstico exato da febre aftosa é fundamental devido à natureza altamente contagiosa da doença. Sinais visíveis como febre, vesículas na boca e nas patas e claudicação podem sugerir febre aftosa, mas não são conclusivos. Os testes laboratoriais, como o isolamento do vírus a partir de amostras de fluido das vesículas, saliva ou sangue, confirmam a presença do vírus da febre aftosa. A RT-PCR detecta o ARN viral e pode confirmar a febre aftosa em poucas horas. O teste ELISA pode identificar os serotipos da febre aftosa e diferenciá-los de outras doenças vesiculares. Os testes serológicos são utilizados para detetar anticorpos contra o vírus da febre aftosa, indicando exposição prévia ou estado de vacinação.

Tratamento: Não existe um tratamento específico para a febre aftosa. A gestão centra-se principalmente em cuidados de apoio e medidas de controlo para reduzir a propagação. Os animais infectados devem ser imediatamente isolados para evitar a propagação da doença. Os animais são medicados com analgésicos, antibióticos para infecções bacterianas secundárias e ração macia para apoiar a ingestão e reduzir o desconforto. Em muitos países indemnes de febre aftosa, o abate dos animais infectados e expostos é praticado para conter a doença rapidamente. Nas regiões endémicas, a vacinação pode ajudar a reduzir a gravidade da doença, mas não cura os animais infectados.

Controlo e prevenção: As estratégias de controlo e prevenção são essenciais na gestão da febre aftosa devido à sua natureza altamente contagiosa e ao seu impacto económico.

Vacinação: Nas zonas endémicas, os programas de vacinação que utilizam vacinas inactivadas contra a febre aftosa ajudam a reduzir a incidência e a gravidade dos surtos. As vacinas devem corresponder aos serótipos locais para serem eficazes. É necessária uma revacinação periódica, uma vez que a imunidade pode diminuir com o tempo e podem surgir novas estirpes.

Biossegurança e saneamento: Aplicar medidas rigorosas de biossegurança, incluindo a desinfeção de equipamentos, instalações e veículos que entram e saem

das explorações. Controlar a circulação de animais, pessoal e equipamento entre explorações, especialmente em áreas com surtos activos.
Controlo da circulação: Nas zonas indemnes de febre aftosa, são utilizadas restrições de quarentena e de circulação para evitar a propagação da infeção entre explorações. O movimento de animais deve ser minimizado ou regulado para evitar a propagação do vírus.
Abate e erradicação: Nos países onde a febre aftosa não é endémica, o abate dos animais infectados e expostos é frequentemente praticado para conter rapidamente os surtos. Os procedimentos de abate incluem o abate imediato dos animais infectados, a eliminação das carcaças e a desinfeção completa das instalações contaminadas.
Vigilância e deteção precoce: Monitorização regular dos sinais clínicos de febre aftosa nos bovinos e noutros animais sensíveis. Testes e notificação de casos suspeitos às autoridades de saúde animal para resposta e controlo imediatos.
Sensibilização e educação do público: Educar os agricultores, veterinários e trabalhadores agrícolas sobre a importância da deteção precoce, práticas de biossegurança e programas de vacinação. A comunicação e a formação eficazes ajudam a evitar a introdução da febre aftosa e facilitam uma resposta rápida durante os surtos.
Conclusão: A febre aftosa é uma doença grave, altamente contagiosa, com implicações significativas para a indústria pecuária. A prevenção através de uma biossegurança rigorosa, da vacinação em zonas endémicas e de medidas de controlo eficazes durante os surtos é crucial para atenuar os impactos económicos e no bem-estar dos animais causados pela febre aftosa. O diagnóstico e a resposta atempados são essenciais para conter a doença e minimizar a sua propagação, e a vigilância contínua continua a ser necessária para proteger a saúde dos animais.

https://www.woah.org/en/disease/foot-and-mouth-disease/#:~:text=disease%20(FMD)%3F-,Foot%20and%20mouth%20disease%20(FMD)%20is%20a%20severe%2C%20highly,the%20disease%20than%20traditional%20breeds.

https://www.aphis.usda.gov/livestock-poultry-disease/cattle/foot-and-mouth

https://en.wikipedia.org/wiki/Foot-and-mouth_disease

https://www.daera-ni.gov.uk/articles/foot-and-mouth-disease

http://www.agritech.tnau.ac.in/expert_system/cattlebuffalo/Foot%20and%20Mouth%20Disease.html

https://www.agriculture.gov.au/biosecurity-trade/pests-diseases-weeds/animal/fmd

https://vetmed.iastate.edu/vdpam/FSVD/swine/index-diseases/foot-mouth-disease

https://www.aphis.usda.gov/sites/default/files/fs-fmd-general.pdf

https://www.msdvetmanual.com/infectious-diseases/foot-and-mouth-disease/foot-and-mouth-disease-in-animals

Grubman MJ, Baxt B. Foot-and-mouth disease. Clin Microbiol Rev. 2004 Abr;17(2):465-93. doi: 10.1128/CMR.17.2.465-493.2004.

Capítulo 10: Doença da pele nodosa

Introdução: A doença da pele nodosa (LSD) é uma doença viral altamente contagiosa que afecta os bovinos, identificada pela primeira vez em África na década de 1920. A LSD nos bovinos é uma doença viral causada pelo *vírus da doença da pele nodosa (LSDV)*, um membro do género *Capripoxvirus*. A LSD afecta principalmente os bovinos e causa nódulos cutâneos graves, febre e outros efeitos sistémicos, levando a perdas económicas significativas devido à redução da produtividade, perda de peso e produção de leite, podendo também resultar em restrições comerciais. Embora a mortalidade seja geralmente baixa, a LSD pode resultar numa morbilidade substancial e em impactos duradouros na saúde dos animais. Desde então, a doença propagou-se a partes do Médio Oriente, da Europa e da Ásia. A DCL tem um impacto considerável na saúde e na produtividade do gado devido à febre, às lesões cutâneas e ao mal-estar geral dos animais afectados. O vírus propaga-se através de insectos vectores, como moscas, carraças e mosquitos, o que torna difícil o seu controlo em zonas com elevadas populações de vectores.

Causas: O agente causador da LSD é o vírus da doença da pele nodosa (LSDV), que está intimamente relacionado com os vírus que causam a varíola ovina e a varíola caprina. O LSDV afecta apenas bovinos e búfalos de água e é transmitido principalmente através da picada de insectos e, ocasionalmente, através do contacto direto com animais infectados ou objectos contaminados (fómites). O LSDV é um membro do género *Capripoxvirus* da família *Poxviridae*. A transmissão ocorre através de insectos vectores como moscas, carraças e mosquitos, que são os principais vectores. Ocasionalmente, é transmitida através do contacto próximo com animais infectados. Os fómites, como equipamento, alimentos ou bebedouros contaminados, podem atuar como fontes indirectas. Factores ambientais, como ambientes quentes e húmidos com elevadas populações de vectores, facilitam a propagação do vírus.

Incidência: A LSD é endémica em África, mas espalhou-se rapidamente para partes do Médio Oriente, Europa e Ásia. As taxas de incidência tendem a ser mais elevadas em climas quentes com populações elevadas de insectos, particularmente durante o verão. A DCL afecta todas as raças de bovinos, embora os animais mais jovens e em lactação possam ser mais susceptíveis. As zonas com populações endémicas de carraças e moscas registam taxas de transmissão mais elevadas.

Fisiopatologia: O LSDV tem como alvo principal a pele e os tecidos das mucosas, mas também pode afetar os sistemas respiratório, gastrointestinal e linfático. Depois de entrar no hospedeiro através da picada de um inseto infetado ou do contacto com fómites contaminados, o vírus multiplica-se no local de entrada. O vírus espalha-se pela corrente sanguínea (viremia), infectando as células da pele, as células endoteliais e os órgãos internos. Os nódulos cutâneos caraterísticos resultam da replicação do vírus na pele, levando a inflamação localizada, resposta imunitária e necrose dos tecidos. As lesões e feridas cutâneas abertas proporcionam pontos de entrada para as bactérias, resultando frequentemente em infecções secundárias e complicações.

Sintomas clínicos: Os sintomas desenvolvem-se normalmente 1-3 semanas após a infeção, dependendo a gravidade de factores como a idade, a imunidade e as condições ambientais. Os primeiros sinais são febre (até 41°C ou 106°F) e perda de apetite e letargia. As lesões cutâneas caraterísticas são nódulos (caroços) elevados e firmes na pele, normalmente à volta da cabeça, do pescoço, do úbere e dos membros. Estas lesões podem variar de 2-5 cm de diâmetro. Os nódulos podem transformar-se em feridas abertas, ulcerar ou formar crostas. Inchaço à volta dos nódulos ou nas pernas e no peito. Gânglios linfáticos aumentados, que podem ser visíveis ou palpáveis. Outros sintomas são claudicação devido a membros inchados ou lesões nos cascos, corrimento nasal e ocular juntamente com inflamação das membranas mucosas. Problemas respiratórios como tosse e dificuldade em respirar em casos graves. As feridas abertas podem levar a infecções bacterianas secundárias, que podem agravar a doença.

Diagnóstico: O diagnóstico da DCL envolve observação clínica e análises laboratoriais. Presença de nódulos cutâneos caraterísticos, febre e gânglios linfáticos aumentados. Testes laboratoriais, como a reação em cadeia da polimerase, confirmam a presença de material genético do LSDV em amostras de sangue, tecido ou pele. O vírus pode ser cultivado a partir de lesões, embora este processo seja mais moroso. Os testes serológicos, como os testes ELISA, podem detetar anticorpos, confirmando a exposição prévia. Os sintomas da LSD podem assemelhar-se a outras doenças como a varíola ovina, a varíola caprina e a pseudovaríola bovina, pelo que a confirmação laboratorial é essencial.

Tratamento: Atualmente, não existe um tratamento antiviral específico para a DCL, pelo que os cuidados são sobretudo de apoio. Os medicamentos anti-inflamatórios reduzem a febre, a inflamação e a dor. Os antibióticos previnem ou tratam infecções bacterianas secundárias resultantes de lesões cutâneas abertas. Utilização de anti-sépticos para limpar as lesões e prevenir infecções secundárias. Os animais afectados devem ser isolados para reduzir a propagação e deixados a descansar num ambiente limpo e confortável.

Controlo e prevenção: Uma vez que não existe cura para a DCL, a prevenção através da vacinação e do controlo dos vectores são as estratégias mais eficazes.

Vacinação: A vacina viva atenuada é amplamente utilizada em áreas endémicas; oferece uma boa proteção, mas deve ser administrada com antecedência. A vacina heteróloga (vírus da varíola ovina) é utilizada em regiões onde não existem vacinas específicas para o LSDV; é eficaz mas não tão fiável como a vacina específica para

o LSDV. A vacinação de pelo menos 80% da população bovina nas áreas afectadas pode criar imunidade de grupo e reduzir os surtos.
Controlo de vectores: A pulverização do gado com insecticidas pode reduzir as populações de carraças e de moscas. A remoção de águas paradas e a manutenção de pastagens limpas e secas podem ajudar a reduzir os locais de reprodução de mosquitos e moscas.
Medidas de biossegurança: Evitar o contacto entre animais infectados e saudáveis ajuda a limitar a propagação do vírus. Restringir a circulação a partir das áreas afectadas, especialmente durante os surtos, ajuda a reduzir a transmissão. A limpeza regular do equipamento, dos veículos e das instalações ajuda a evitar a propagação do vírus através de fómites.
Gestão das pastagens e do efetivo: Isolar os animais sintomáticos e evitar utilizar as mesmas pastagens para os animais saudáveis. Monitorizar e colocar em quarentena todos os novos bovinos introduzidos na manada para detetar sinais de infeção.
Sensibilização do público e comunicação: A educação dos agricultores e dos tratadores de gado sobre os sintomas e a propagação da LSD ajuda a identificar e a conter precocemente os surtos. A notificação de surtos às autoridades veterinárias pode ajudar a controlar a propagação regional através de esforços de resposta coordenados.
Conclusão: A doença da pele nodosa é uma doença grave e com impacto económico nos bovinos. Devido à falta de um tratamento específico, o controlo da DCL assenta fortemente em medidas preventivas como a vacinação, o controlo dos vectores e práticas rigorosas de biossegurança. O diagnóstico precoce e a contenção são essenciais para limitar os surtos. Os agricultores e os veterinários desempenham um papel crucial na deteção e gestão dos casos de LSD, ajudando assim a manter a saúde do gado e a proteger contra o impacto financeiro desta doença.

Referências

https://www.woah.org/en/disease/lumpy-skin-disease/#:~:text=Lumpy%20skin%20disease%20virus%20(LSDV,the%20skin%2C%20and%20sometimes%20death.

https://www.msdvetmanual.com/integumentary-system/pox-diseases/lumpy-skin-disease-in-cattle

https://www.efsa.europa.eu/en/topics/topic/lumpy-skin-disease

Bhadauria Pragya, Brar Parkash Singh, Makhdoomi Dil Md, Singh Tejbeer, Brijvanita, Singh Satbir, Gupta Rohit e Rajbir Singh. 2023. Lumpy Skin Disease: Ameaça emergente para a indústria pecuária. ICAR-Agricultural Technology Application Research Institute, Campus da PAU, Ludhiana-141 004.

https://agriculture.vic.gov.au/biosecurity/animal-diseases/cattle-diseases/lumpy-skin-disease

https://www.fao.org/fileadmin/user_upload/eufmd/LSD/LSD-002_text_NO_logos__2_.pdf

https://www.dpi.nsw.gov.au/animals-and-livestock/beef-cattle/health-and-disease/viral-diseases/lumpy-skin-disease-in-cattle

https://www.nadis.org.uk/disease-a-z/cattle/lumpy-skin-disease/

Davies F. G. (1991). Lumpy skin disease, an African capripox virus disease of cattle. The British veterinary journal, 147(6), 489-503. https://doi.org/10.1016/0007-1935(91)90019-J

Capítulo 11: Inchaço

Introdução: O inchaço é um distúrbio digestivo comum nos bovinos, marcado pela acumulação anormal de gás no rúmen. O inchaço nos bovinos, também conhecido como timpanismo ruminal, é uma condição potencialmente fatal que ocorre quando o gás se acumula no rúmen (o maior compartimento do estômago dos bovinos) e não pode ser expelido. Esta condição é principalmente um problema digestivo, mas pode levar a complicações graves, incluindo a morte, se não for tratada rapidamente. O inchaço é particularmente comum em bovinos que pastam em pastagens exuberantes e de crescimento rápido, ricas em leguminosas como a alfafa e o trevo, mas também pode ocorrer em bovinos de confinamento que consomem dietas ricas em grãos. Esta condição pode surgir devido a factores alimentares ou a uma função ruminal deficiente. Existem dois tipos principais de inchaço. O inchaço espumoso (inchaço primário) é causado pela formação de espuma estável no rúmen, que retém o gás e impede a sua libertação. O inchaço por gás livre (inchaço secundário) ocorre quando há uma obstrução ou interferência na capacidade da vaca de libertar gás do rúmen. Sem uma intervenção atempada, o inchaço pode provocar dificuldades respiratórias, colapso circulatório e morte devido à pressão exercida sobre o diafragma e os principais vasos sanguíneos.

Causas: As principais causas do inchaço são a dieta e as práticas de alimentação.

Inchaço espumoso: As pastagens de crescimento rápido, ricas em leguminosas, que contêm alfafa, trevo e certas leguminosas são de alto risco, uma vez que podem formar uma espuma estável no rúmen. Dietas de confinamento ricas em grãos e pobres em fibras podem levar a uma fermentação excessiva, produzindo gás espumoso que não pode ser facilmente expelido. As mudanças repentinas de uma dieta rica em fibras para uma dieta rica em concentrados ou leguminosas podem perturbar as populações microbianas do rúmen e a regulação do gás.

Inchaço por gás livre: Obstruções físicas como obstruções no esófago, como um corpo estranho ou uma inflamação, podem impedir a saída do gás. Condições como acidose ou certas doenças (por exemplo, tétano) podem reduzir as contracções do rúmen, prejudicando a expulsão do gás. Lesões nos nervos que controlam a motilidade do rúmen, como o nervo vago, podem interferir com a libertação de gás.

Incidência: O inchaço é comum tanto no gado de pasto como no gado de confinamento em todo o mundo, sendo o inchaço espumoso mais comum no gado de pasto e o inchaço com gás livre mais prevalente nas operações de confinamento. As taxas de incidência variam muito em função da dieta e das práticas de maneio. Os sistemas baseados em pastagens com crescimento exuberante de leguminosas têm um risco mais elevado, particularmente na primavera e no outono, quando o crescimento exuberante de forragens está no seu pico.

Fisiopatologia: O inchaço desenvolve-se quando o rúmen não consegue expelir o gás produzido durante a fermentação, levando à distensão e à acumulação de pressão. À medida que o gado digere a fibra e outros nutrientes, os microrganismos do rúmen produzem gás, principalmente dióxido de carbono e metano. Algumas leguminosas contêm proteínas solúveis e saponinas que promovem a formação de espuma. No inchaço espumoso, os estabilizadores de espuma impedem que as bolhas de gás se coalesçam e subam à superfície, aprisionando o gás como espuma que não pode ser libertada. O gás se acumula livremente, mas não pode ser expelido devido a obstrução física, falta de motilidade ou lesão nervosa. O rúmen continua a expandir-se, comprimindo os pulmões e reduzindo a eficiência respiratória. À medida que a pressão aumenta, empurra contra o diafragma, restringindo a expansão dos pulmões e diminuindo os níveis de oxigénio. O retorno circulatório ao coração é reduzido devido à compressão, levando ao colapso cardiovascular em casos graves.

Sintomas clínicos: Os sintomas do inchaço variam consoante a gravidade e o tipo.

Inchaço ligeiro a moderado: O lado esquerdo do abdómen, onde se encontra o rúmen, parece visivelmente inchado e distendido. Os bovinos podem mostrar sinais de desconforto, tais como pontapés na barriga, bater as patas no chão e mover-se de forma desconfortável.

Inchaço grave: À medida que a pressão ruminal aumenta, a respiração torna-se rápida e superficial. A respiração com a boca aberta e a baba indicam uma dificuldade respiratória significativa. O gado pode urrar devido ao desconforto. Se a pressão não for aliviada, o gado pode entrar rapidamente em insuficiência respiratória, entrar em colapso e morrer.

Diagnóstico: O diagnóstico de inchaço baseia-se frequentemente nos sintomas clínicos e na distensão abdominal. O exame físico, como a distensão da fossa paralombar esquerda (área superior do flanco esquerdo) e sinais de dificuldade respiratória, indica inchaço. A auscultação dos sons do rúmen (auscultação) pode revelar contracções anormais ou uma ausência de sons no caso de inchaço por gás livre. Nos casos de inchaço espumoso, uma amostra de fluido ruminal pode revelar uma espuma estável, confirmando o tipo. Condições como a indigestão ou a acidose podem imitar o inchaço, pelo que é essencial excluí-las.

Tratamento: O tratamento depende do tipo e da gravidade do inchaço.

Inchaço espumoso: A administração oral de agentes anti-espuma como óleos vegetais, óleos minerais ou poloxaleno comercial (Bloat Guard) ajuda a quebrar a espuma, permitindo a libertação de gás. A passagem de um tubo para o rúmen pode ajudar, embora seja frequentemente menos eficaz no caso do inchaço espumoso, uma vez que a espuma pode obstruir o tubo.

Inchaço sem gás: Uma sonda gástrica é geralmente muito eficaz no alívio do gás, permitindo a sua libertação através da sonda. Se a sonda não for possível ou for ineficaz, podem ser utilizados um trocarte e uma cânula para perfurar o rúmen e libertar o gás diretamente.

Nos casos recorrentes devidos a obstrução crónica ou a problemas físicos, pode ser necessária uma intervenção cirúrgica. Em casos graves, são administrados medicamentos anti-inflamatórios, antibióticos (se houver suspeita de infecções secundárias) e fluidos.

Controlo e prevenção: A prevenção do inchaço baseia-se na gestão da dieta, na monitorização regular e em boas práticas de gestão das pastagens.

Controlo da dieta: Evitar mudanças bruscas para dietas de alto risco. Introduzir gradualmente o gado em dietas com elevado teor de cereais ou em pastagens exuberantes para permitir a adaptação da flora ruminal. Se as leguminosas exuberantes forem inevitáveis, utilize o pastoreio rotativo ou adie o pastoreio para o final do dia, quando o orvalho tiver secado, uma vez que a forragem húmida pode aumentar o risco de inchaço. Alimentar o gado com feno ou forragens secas antes de o colocar em pastagens exuberantes pode reduzir o risco de inchaço ao abrandar a digestão.

Uso de agentes anti-inchaço: Fornecer blocos de poloxaleno ou misturá-los com a ração pode ajudar a prevenir o inchaço espumoso em bovinos alimentados em pastagens. A adição de óleos vegetais à dieta tem um efeito anti-espuma ligeiro.

Gestão das pastagens: Limitar o acesso do gado a pastagens com elevado risco de inchaço, rodando-as frequentemente e permitindo o acesso por períodos curtos. Cultive uma mistura de gramíneas e leguminosas para reduzir a concentração de forragens propensas ao inchaço. O pastoreio de pastagens húmidas com orvalho ou depois da chuva pode aumentar o risco de inchaço. Retire o gado quando as pastagens estiverem secas.

Monitorização regular: Monitorizar de perto os bovinos para detetar sinais precoces de inchaço, especialmente em ambientes de alto risco ou após alterações na dieta. Identifique os animais propensos ao inchaço e isole-os ou trate-os separadamente.

Prevenção do inchaço no confinamento: Evite alimentar com grãos finamente moídos, que fermentam rapidamente e aumentam o risco de acumulação de gases. Incluir fibra adequada em dietas com alto teor de concentrado para promover a ruminação regular e a expulsão de gases.

Conclusão: O inchaço em bovinos é uma condição séria que pode se agravar rapidamente se não for tratada. Ao gerenciar cuidadosamente as dietas, monitorar os bovinos de alto risco e fornecer suplementos anti-inchaço quando necessário, os produtores de gado podem reduzir significativamente a ocorrência de inchaço e seus riscos associados. A intervenção precoce é essencial para o sucesso do tratamento, enquanto estratégias eficazes de prevenção são cruciais para minimizar a incidência e o impacto do inchaço na saúde e na produtividade do rebanho.

Referências

https://www.dpi.nsw.gov.au/__data/assets/pdf_file/0009/111411/Bloat-in-cattle-and-sheep.pdf

https://www.msdvetmanual.com/digestive-system/diseases-of-the-ruminant-forestomach/bloat-in-ruminants

https://www.thecattlesite.com/diseaseinfo/199/bloat-in-cattle

https://extensionpubs.unl.edu/publication/g2018/na/html/view

https://www.dairyknowledge.in/dkp/article/bloat

https://en.wikipedia.org/wiki/Ruminal_tympany

https://lethbridgeanimalclinic.com/blog/bloat-in-cattle-what-you-need-to-know/

https://www.nrcs.usda.gov/sites/default/files/2022-12/Bloat-and-Pasture.pdf

https://www.canr.msu.edu/news/why-are-my-cattle-bloating

Capítulo 12: Cetose

Introdução: A cetose em bovinos é um distúrbio metabólico que afecta normalmente vacas leiteiras de alta produção durante o início da lactação. Caracteriza-se por níveis elevados de corpos cetónicos no sangue, na urina e no leite devido a um balanço energético negativo. Este distúrbio não só afecta a produção de leite, como também pode predispor as vacas a outras doenças e afetar significativamente a rentabilidade global do efetivo. A cetose, também conhecida como acetonemia, ocorre quando as vacas têm uma ingestão insuficiente de energia relativamente às elevadas exigências energéticas da produção de leite, especialmente durante as primeiras semanas após o parto. Este défice energético força a vaca a mobilizar as reservas de gordura corporal para obter energia, o que leva à produção de corpos cetónicos. Embora a cetose possa ser controlada se for detectada precocemente, se não for tratada, pode prejudicar a produção de leite, o desempenho reprodutivo e a saúde em geral.

Causas: A principal causa de cetose nos bovinos é um balanço energético negativo devido a uma ingestão insuficiente de energia ou a necessidades energéticas excessivas. As vacas de alta produção têm necessidades energéticas acrescidas que podem exceder o que consomem através da alimentação, levando a uma deficiência energética. Uma nutrição insuficiente ou desequilibrada no período de transição (3 semanas antes e depois do parto) pode aumentar o risco de cetose. As vacas demasiado condicionadas (BCS > 3,5) no momento do parto são mais propensas à cetose devido ao aumento da mobilização de gordura. O stress ou doenças concomitantes, como a metrite ou a mastite, podem exacerbar os défices de energia.

Incidência: A cetose é comum em efectivos leiteiros, particularmente em vacas de alto rendimento nas primeiras 2-6 semanas pós-parto. A incidência de cetose clínica varia tipicamente entre 2% e 15%, enquanto a cetose subclínica, que é mais difícil de detetar sem testes, afecta até 30-50% das vacas em algumas manadas.

Fisiopatologia: A fisiopatologia da cetose centra-se na resposta metabólica da vaca a um défice energético. Quando a ingestão de energia não satisfaz as necessidades, as vacas mobilizam as reservas de gordura, resultando num aumento dos ácidos gordos não esterificados (NEFAs) na corrente sanguínea. O fígado metaboliza os NEFAs em corpos cetónicos (acetona, acetoacetato e beta-hidroxibutirato ou BHBA) para fornecer uma fonte de energia alternativa. Níveis elevados de cetonas, em particular de BHBA, podem acumular-se no sangue quando a produção excede a capacidade da vaca para as utilizar ou excretar, conduzindo à cetose.

Sintomas clínicos: Os sintomas de cetose podem variar consoante a condição seja clínica ou subclínica: Na cetose subclínica, não há sinais óbvios, mas pode resultar numa diminuição da produção de leite, falta de apetite e predisposição para outras doenças. Os sinais clínicos na cetose clínica são de duas formas. Na forma debilitada, redução da produção de leite, perda de peso corporal e condição corporal deficiente, redução do apetite, especialmente por cereais, e embotamento e letargia. Na forma nervosa (menos comum), comportamentos nervosos como pressionar a cabeça, lamber excessivamente, agressividade, marcha anormal ou incoordenação e movimentos estranhos de mastigação ou salivação excessiva.

Diagnóstico: O diagnóstico de cetose envolve observação clínica e análises laboratoriais. Análises aos corpos cetónicos: as análises ao sangue, à urina e ao leite podem medir os níveis de corpos cetónicos, especificamente o BHBA. Níveis de BHBA no sangue superiores a 1,2 mmol/L indicam cetose subclínica, enquanto níveis mais elevados sugerem cetose clínica. Os sinais clínicos, como a redução da produção de leite e a perda de peso no início da lactação, levantam suspeitas. É necessário efetuar um diagnóstico diferencial; os sintomas de cetose nervosa podem imitar outras condições, como a hipocalcemia ou a polioencefalomalácia, pelo que o diagnóstico diferencial é essencial.

Tratamento: O tratamento da cetose centra-se na correção do equilíbrio energético e na redução dos níveis de cetonas. A glucose intravenosa (500 ml de solução de dextrose a 50%) fornece energia imediata e pode ajudar a reduzir os níveis de cetonas. A administração oral de propilenoglicol, um precursor da glucose, ajuda a melhorar o estado energético ao longo de alguns dias. Os corticosteróides podem estimular o apetite e a gluconeogénese, mas devem ser utilizados com precaução. A toma de suplementos de vitaminas do complexo B, especialmente de vitamina B12, pode apoiar a função hepática e o metabolismo energético. A monitorização regular e o ajustamento da dieta ajudam a gerir as necessidades energéticas actuais.

Controlo e Prevenção: As medidas preventivas são fundamentais para reduzir a incidência de cetose e incluem uma dieta de transição bem concebida e um controlo rigoroso na altura do parto.

Dietas de transição optimizadas: As dietas devem ter energia e proteína equilibradas e fornecer energia adequada sem condicionar demasiado as vacas. Aumentar gradualmente a alimentação com cereais antes do parto ajuda a adaptar o rúmen à dieta pós-parto rica em energia. Manter uma condição corporal óptima (BCS de 3-3,5) no parto para reduzir a mobilização excessiva de gordura. Evitar o excesso de condicionamento durante o período seco. Testes de cetona de rotina (sangue ou leite) em vacas de alto risco durante as primeiras semanas após o parto permitem a deteção e intervenção precoces. O fornecimento de suplementos energéticos, como propilenoglicol ou glicerol, a vacas de alto risco no pós-parto pode ajudar a satisfazer as suas necessidades energéticas imediatas. A minimização do stress e a monitorização de doenças concomitantes como a metrite, a mastite ou a deslocação do abomaso podem evitar complicações secundárias que exacerbam a cetose.

Conclusão: A cetose nos bovinos é um distúrbio controlável mas com impacto, e a deteção e o tratamento precoces são cruciais. As estratégias preventivas que envolvem dietas equilibradas, gestão da condição corporal e monitorização de rotina podem reduzir significativamente o risco, apoiando uma melhor saúde, produtividade e rentabilidade nos efectivos leiteiros. Ao assegurar que as vacas têm energia suficiente durante este período vulnerável, os produtores de leite podem ajudar a mitigar a cetose e melhorar o desempenho geral do efetivo.

Guliński P. Corpos cetónicos - causas e efeitos do aumento da sua presença nos fluidos corporais das vacas: Uma revisão. Mundo Vet. 2021 Jun; 14 (6): 1492-1503. doi: 10.14202 / vetworld.2021.1492-1503.

https://www.msdvetmanual.com/metabolic-disorders/hyperketonemia-in-cattle/hyperketonemia-in-cattle

https://www.thecattlesite.com/diseaseinfo/194/acetonaemia-ketosis

https://europe.pahc.com/challenges/ketosis

https://www.farmhealthonline.com/disease-management/cattle-diseases/ketosis/

https://brolisherdline.com/ketosis-in-cows/

https://www.dairynz.co.nz/animal/animal-health/ketosis/

https://agriculture.vikaspedia.in/viewcontent/agriculture/livestock/cattle-buffalo/ketosis-in-dairy-animals-and-its-management

Capítulo 13: Febre do leite

Introdução: A febre do leite, ou hipocalcemia, é um distúrbio metabólico prevalente no gado leiteiro, particularmente em vacas de alta produção, associado a baixos níveis de cálcio no sangue durante o início da lactação. A condição manifesta-se mais frequentemente nos dias que antecedem o parto e pode afetar significativamente a saúde, a produtividade e a rentabilidade global da exploração leiteira se não for gerida adequadamente. A febre do leite afecta principalmente as vacas leiteiras nas 24-72 horas após o parto devido à necessidade abrupta de cálcio necessária para a produção de colostro e leite. O cálcio é crítico para a contração muscular, função nervosa e vários processos celulares. Quando o corpo não consegue manter níveis suficientes de cálcio no sangue, isso leva à fraqueza muscular e, se não for tratado, pode ser fatal.

Etiologia: A principal causa da febre do leite é o aumento súbito da procura de cálcio no início da lactação, que o organismo da vaca não consegue satisfazer. As vacas de alta produção produzem maiores volumes de leite, exigindo mais cálcio. A deficiência de cálcio ou o desequilíbrio da dieta durante o período seco pode esgotar as reservas. As vacas mais velhas são mais susceptíveis devido a uma menor capacidade de absorção de cálcio e de reservas ósseas. As vacas Jersey são mais susceptíveis de desenvolver febre do leite em comparação com outras raças, em parte devido à maior necessidade de cálcio. Certas hormonas (por exemplo, a hormona paratiroideia) podem não responder adequadamente às necessidades de cálcio.

Incidência: A febre do leite afecta normalmente as vacas leiteiras mais velhas e multíparas, normalmente as que estão na terceira lactação ou mais tarde. É mais frequente em raças leiteiras de alta produção, como a Holstein e a Jersey, e é particularmente comum em vacas que foram altamente selecionadas para a produção de leite. A incidência varia muito, mas geralmente oscila entre 5% e 10% nas manadas leiteiras, sendo os casos subclínicos mais prevalentes.

Fisiopatologia: O mecanismo subjacente à febre do leite é uma queda aguda dos níveis de cálcio no sangue (hipocalcemia) devido ao aumento da procura de cálcio para suportar a produção de leite imediatamente após o parto. Reabsorção óssea: para compensar, o corpo da vaca tenta mobilizar o cálcio dos ossos através da secreção da hormona paratiroide (PTH). Absorção intestinal: a vaca aumenta a absorção do cálcio da dieta através do calcitriol (vitamina D activada). Ineficiência da resposta: em algumas vacas, este mecanismo não responde de forma suficientemente rápida ou adequada, resultando em níveis perigosamente baixos de cálcio no sangue, perturbando a função neuromuscular e conduzindo a fraqueza muscular e paralisia.

Sintomas clínicos: A febre do leite evolui em três fases, sendo que os sintomas se agravam em cada uma delas:

Fase 1 (Sinais precoces): Tremores musculares ligeiros, inquietação, redução do apetite, marcha instável, ligeira ataxia (falta de coordenação) e queda da temperatura corporal

Fase 2 (Hipocalcemia moderada): Incapacidade de se manter de pé, a vaca deita-se frequentemente numa posição caraterística de "sentada" com a cabeça enfiada para dentro, tremores musculares mais pronunciados, embotamento e depressão e pulso fraco e temperatura corporal baixa

Fase 3 (Hipocalcemia grave): Paralisia muscular completa, perda de consciência, reflexos fracos ou ausentes, extremidades frias e possível coma e morte se não for tratada

Diagnóstico: O diagnóstico da febre do leite baseia-se normalmente nos sinais clínicos, particularmente no contexto de um parto recente. As análises ao sangue que confirmam níveis baixos de cálcio (<7,5 mg/dL) podem apoiar ainda mais o diagnóstico. O diagnóstico diferencial pode incluir condições com sintomas semelhantes, como mastite tóxica ou cetose.

Tratamento: A base do tratamento da febre do leite é a reposição rápida de cálcio, normalmente através da administração intravenosa de borogluconato de cálcio. Administrar cálcio intravenoso (IV) com precaução para evitar complicações cardíacas; mais eficaz em casos graves. As formas subcutâneas ou orais de cálcio podem ser utilizadas em casos menos graves ou como suplementos preventivos. A frequência e o ritmo cardíacos devem ser monitorizados durante o tratamento, uma vez que as alterações súbitas do cálcio podem afetar a função cardíaca. Pode também ser necessária uma fluidoterapia em vacas gravemente afectadas.

Controlo e prevenção: As estratégias de controlo e prevenção visam manter o equilíbrio do cálcio e evitar a hipocalcemia na altura do parto. Dar uma dieta pobre em cálcio antes do parto para estimular os mecanismos de regulação do cálcio da vaca. A adição de sais aniónicos (redução da diferença catiónica-iónica da dieta ou DCAD) durante o período seco pode ajudar a mobilizar o cálcio. O fornecimento de bolus orais de cálcio após o parto pode ajudar a satisfazer as necessidades imediatas de cálcio da lactação. As vacas mais velhas, ou as vacas com historial de febre do leite, devem ser cuidadosamente monitorizadas e podem beneficiar de estratégias preventivas mais agressivas.

Conclusão: A febre do leite é uma doença evitável, mas potencialmente fatal, em vacas leiteiras, exigindo uma gestão diligente para minimizar os riscos. O diagnóstico precoce e a intervenção adequada podem evitar complicações graves e melhorar as taxas de recuperação. Através de uma gestão eficaz da dieta e da suplementação de cálcio, os agricultores podem reduzir significativamente a incidência da febre do leite, apoiando rebanhos mais saudáveis e mais produtivos.

https://dairy.extension.wisc.edu/articles/fresh-cows-milk-fever/#:~:text=Most%20cases%20of%20milk%20fever,because%20of%20the%20short%20duration.

https://europe.pahc.com/challenges/milk-fever

https://www.msdvetmanual.com/metabolic-disorders/disorders-of-calcium-metabolism/parturient-paresis-in-cows

https://ew-nutrition.com/milk-fever-causes-prevention/

https://extension.umn.edu/dairy-milking-cows/hypocalcemia

https://en.wikipedia.org/wiki/Milk_fever

DeGaris, P. J., & Lean, I. J. (2008). Milk fever in dairy cows: a review of pathophysiology and control principles (Febre do leite em vacas leiteiras: uma revisão da fisiopatologia e dos princípios de controlo). Veterinary journal (Londres, Inglaterra: 1997), 176(1), 58-69. https://doi.org/10.1016/j.tvjl.2007.12.029

https://www.farmhealthonline.com/disease-management/cattle-diseases/milk-fever/

Capítulo 14: Tetania da erva nos bovinos

Introdução: A tetania da erva nos bovinos, também conhecida como cambalhota da erva ou hipomagnesemia, é uma doença metabólica que ocorre quando os bovinos têm níveis insuficientes de magnésio (Mg) na sua corrente sanguínea. Esta condição ocorre normalmente quando os bovinos pastam em pastagens exuberantes e de crescimento rápido no início da primavera, que são frequentemente pobres em magnésio e ricas em potássio e azoto. Sem magnésio suficiente, a função nervosa e muscular deteriora-se, levando a sintomas clínicos graves e, nalguns casos, à morte se não for tratada rapidamente. A tetania da erva é uma condição metabólica potencialmente fatal, mais comum em bovinos em pastoreio durante o início da primavera, quando as pastagens são exuberantes mas pobres em magnésio. O magnésio é essencial para a função muscular e nervosa e a sua deficiência provoca uma hiperexcitabilidade dos nervos, levando a contracções musculares, convulsões e possivelmente à morte. É mais frequentemente observada em vacas em lactação, uma vez que estas têm maiores necessidades de magnésio devido à produção de leite, mas também pode afetar vitelos jovens e outros bovinos em condições específicas.

Causas: A tetania das gramíneas é causada principalmente por uma deficiência de magnésio, influenciada por vários factores. A erva de primavera, de crescimento rápido, é frequentemente pobre em magnésio devido às condições ambientais e do solo. Os fertilizantes que contêm níveis elevados de potássio e azoto podem interferir com a absorção de magnésio nas plantas e no rúmen da vaca. Um desequilíbrio de outros minerais, como o cálcio e o fósforo, pode também reduzir a absorção de magnésio. As vacas em lactação, particularmente as vacas mais velhas com maior produção de leite, têm uma maior necessidade de magnésio e são mais propensas à deficiência de magnésio. O tempo frio, húmido ou stressante pode aumentar a suscetibilidade de um animal à tetania da erva devido à diminuição da ingestão de alimentos e ao aumento da perda de magnésio.

Incidência: A tetania dos prados é mais comum em determinadas regiões e estações. Ocorre mais frequentemente no início da primavera, quando o crescimento das pastagens é rápido, mas também pode aparecer no outono em pastagens de crescimento rápido após um período de chuva intensa. A incidência é maior em áreas com solos naturalmente pobres em magnésio ou onde as práticas de fertilização levam a um teor reduzido de magnésio na forragem. As vacas em lactação, especialmente as mais velhas com elevada produção de leite, são as que correm maior risco. Os vitelos e as vacas secas também podem ser afectados em casos graves, mas são menos susceptíveis.

Fisiopatologia: O magnésio é um mineral vital envolvido na ativação de enzimas, contração muscular e transmissão nervosa. Sem níveis adequados de magnésio no sangue, estas funções são perturbadas. O magnésio é absorvido principalmente no rúmen. As pastagens com baixo teor de magnésio e o elevado teor de potássio na dieta podem reduzir esta absorção. O magnésio estabiliza as membranas das células nervosas; a sua carência provoca disparos nervosos excessivos e excitabilidade. As vacas não têm um grande reservatório de magnésio como têm de cálcio. Por conseguinte, os níveis de magnésio no sangue baixam rapidamente se a ingestão alimentar for insuficiente. O stress causado pelo mau tempo, pelo transporte ou pela lactação pode exacerbar a perda de magnésio dos tecidos, tornando o gado ainda mais propenso à tetania.

Sintomas clínicos: Os sintomas da tetania das gramíneas podem variar de ligeiros a graves, com uma progressão rápida se não forem tratados. Na fase inicial da deficiência, há redução do apetite, nervosismo, irritabilidade, inquietação e micção frequente. Na fase avançada, espasmos musculares, especialmente à volta da face e das orelhas, andar rígido e descoordenado; a vaca pode parecer vacilante, convulsões ou espasmos musculares, respiração rápida e aumento do ritmo cardíaco. Na fase grave, as vacas podem entrar em colapso, deitar-se com a cabeça virada para trás por cima do ombro e apresentar remadas nas pernas. O estado comatoso e a morte podem seguir-se rapidamente se o magnésio não for reposto.

Diagnóstico: O diagnóstico da tetania dos prados baseia-se nos sinais clínicos, no historial e em análises laboratoriais. A observação de sintomas como nervosismo, contracções e espasmos musculares em vacas em lactação em pastagens exuberantes sugere tetania dos prados. Uma amostra de sangue com baixo teor de magnésio confirma o diagnóstico. Um baixo teor de magnésio na urina também pode indicar deficiência de magnésio. Em casos de morte súbita, a análise post-mortem dos níveis de magnésio em amostras de fluidos pode confirmar a hipomagnesemia.

Tratamento: É necessário um tratamento imediato para restabelecer os níveis de magnésio e estabilizar os bovinos afectados.

Suplementação com magnésio: Uma injeção intravenosa lenta de sulfato de magnésio (frequentemente combinada com cálcio) é o tratamento mais eficaz e imediato. Em casos mais ligeiros, as injecções subcutâneas de magnésio podem ser suficientes. A administração oral de óxido de magnésio ou de sulfato de magnésio pode fornecer um apoio adicional, embora o seu efeito seja mais lento.

Apoio adicional: Administrado juntamente com magnésio para evitar a hipocalcemia, que acompanha frequentemente a tetania das gramíneas. Podem ser utilizados anticonvulsivos e sedativos para acalmar os animais gravemente afectados, evitando que as convulsões provoquem mais danos físicos.

Cuidados de apoio: Manter o animal num ambiente calmo e pouco stressante, proporcionando-lhe calor e conforto enquanto recupera.

Controlo e prevenção: As medidas preventivas centram-se em assegurar uma ingestão adequada de magnésio e em minimizar os factores que interferem com a absorção de magnésio.

Suplementação com magnésio: O óxido de magnésio pode ser misturado com a ração ou fornecido como suplemento mineral ao gado em pastoreio. Fornecer blocos minerais enriquecidos com magnésio à escolha livre nas pastagens. Polvilhe óxido de magnésio nas pastagens ou misture com feno para garantir uma ingestão adequada, especialmente durante as estações de alto risco.

Gestão das pastagens: Limitar o pastoreio em pastagens exuberantes e de crescimento rápido, particularmente no início da primavera, quando o teor de magnésio é baixo. A plantação de uma mistura de gramíneas e leguminosas em vez de gramíneas ou leguminosas puras pode reduzir o risco de deficiência de magnésio . Níveis elevados de potássio e azoto no solo reduzem a disponibilidade de magnésio. Evite a fertilização excessiva com estes nutrientes.

Práticas de alimentação: A oferta de forragem seca, como o feno, antes de o gado pastar em pastagens exuberantes retarda a digestão e melhora a absorção de magnésio. A adição de magnésio a dietas de alto risco pode ajudar a contrariar a redução da absorção de magnésio de forragens de baixa qualidade e com elevado teor de potássio.

Monitorização de rotina e intervenção precoce: Testar regularmente os níveis de magnésio no solo e na forragem para identificar deficiências antes da rotação. Monitorizar as vacas em lactação, especialmente as que têm uma elevada produção de leite, para detetar sintomas precoces de tetania.

Planeamento sazonal: Preparar um plano de suplementação de magnésio com bastante antecedência em relação à estação de alto risco. Faça a rotação do gado entre pastagens para evitar a dependência excessiva de forragens pobres em magnésio.

Conclusão: A tetania da erva é uma doença evitável mas frequentemente fatal nos bovinos, que requer uma atenção especial à ingestão de magnésio na dieta, especialmente durante as estações de alto risco. O diagnóstico e o tratamento precoces são cruciais para salvar os animais afectados, enquanto a prevenção a longo prazo se centra nas práticas de gestão da dieta e das pastagens para garantir níveis adequados de magnésio. A suplementação pró-ativa, a monitorização regular e o pastoreio estratégico podem reduzir a incidência da tetania da erva, ajudando a manter a saúde e a produtividade do gado durante a estação de pastoreio da primavera e posteriormente.

https://vetmed.iastate.edu/sites/default/files/vdpam/Extension/Iowa%20Cattleman%2042%284%2925%20Grass%20tetany.pdf

https://www.msdvetmanual.com/metabolic-disorders/disorders-of-magnesium-metabolism/hypomagnesemic-tetany-in-cattle-and-sheep

https://www.agric.wa.gov.au/livestock-biosecurity/grass-tetany-beef-cattle-prevention-and-treatment

https://extension.psu.edu/grass-tetany-a-disease-of-many-challenges

https://www.dpi.nsw.gov.au/__data/assets/pdf_file/0008/110888/Grass-tetany-in-cattle-treatment-and-prevention.pdf

https://www.asi.k-state.edu/doc/forage/fora15.pdf

https://en.wikipedia.org/wiki/Grass_tetany

https://www.mla.com.au/research-and-development/animal-health-welfare-and-biosecurity/diseases/nutritional/grass-tetany/

Capítulo 15: Feridas de larvas nos bovinos

Introdução: As feridas causadas por larvas nos bovinos, também conhecidas como miíases, são infestações causadas por certas espécies de moscas que põem ovos nas feridas ou na pele húmida dos animais. As larvas resultantes (larvas) alimentam-se dos tecidos mortos e vivos, causando danos significativos e conduzindo a problemas de saúde graves. As feridas causadas por larvas representam uma séria preocupação de bem-estar para os bovinos e podem levar a complicações graves, incluindo infeção, necrose dos tecidos e até mesmo à morte, se não forem tratadas prontamente. As moscas mais comuns associadas à miíase em bovinos incluem a mosca verde (*Lucilia sericata*), a mosca preta (*Phormia regina*) e a mosca do chifre (*Haematobia irritans*). As infestações por larvas são mais prevalentes em condições quentes e húmidas, o que as torna um problema sazonal em muitas regiões.

Causas: As principais causas de feridas causadas por larvas em bovinos podem ser atribuídas aos seguintes factores

Espécies de moscas: Certas espécies de moscas são mais propensas a causar miíase, particularmente as das famílias Calliphoridae (moscas varejeiras) e Sarcophagidae (moscas da carne). Estas moscas são atraídas por feridas, áreas sujas e matéria orgânica em decomposição.

Condições ambientais: As condições climáticas quentes e húmidas favorecem o desenvolvimento de populações de moscas e a sobrevivência das larvas. A sobrelotação e a falta de saneamento nos alojamentos dos bovinos podem aumentar a exposição às moscas.

Factores animais: Feridas abertas, locais de cirurgia ou qualquer área com a integridade da pele comprometida constituem um ponto de entrada para os ovos da mosca. As zonas do corpo que estão húmidas ou sujas, como o períneo ou as patas, são mais susceptíveis a infestações.

Estado de saúde: Os animais com sistemas imunitários enfraquecidos, má nutrição ou doenças pré-existentes são mais vulneráveis a infestações.

Incidência: A incidência de feridas causadas por larvas em bovinos pode variar consoante a localização geográfica, o clima e as práticas de maneio. Os relatórios indicam que a miíase pode afetar uma percentagem significativa dos efectivos, particularmente durante os meses mais quentes, quando as populações de moscas atingem o seu pico. Em algumas regiões, as infestações podem ser observadas em até 15-20% dos bovinos durante a estação das moscas. A incidência de feridas causadas por larvas tende a aumentar no final da primavera e no verão, coincidindo com temperaturas mais elevadas e com a atividade das moscas. A presença de feridas causadas por larvas pode levar a uma diminuição da produção de leite e de carne, a um aumento dos custos veterinários e a potenciais perdas devido ao abate ou à mortalidade, levando a perdas económicas substanciais para os produtores.

Fisiopatologia: A fisiopatologia das feridas provocadas por larvas envolve vários processos. As moscas põem ovos em feridas abertas, áreas húmidas ou pele suja. Os ovos eclodem em larvas (larvas) no espaço de horas a um dia, dependendo das condições ambientais. As larvas alimentam-se de tecidos vivos e necróticos, levando à destruição dos tecidos e a potenciais infecções sistémicas. A sua alimentação pode libertar enzimas proteolíticas que decompõem os tecidos e promovem mais necrose. A presença de larvas induz uma resposta inflamatória, que pode levar a inchaço e dor localizados. Esta resposta pode ser insuficiente para conter a infestação, permitindo que as larvas invadam ainda mais os tecidos circundantes. Os danos causados pela alimentação das larvas criam um ponto de entrada para as bactérias, levando a infecções secundárias que podem exacerbar a doença.

Sintomas clínicos: Os sintomas clínicos das feridas causadas por larvas podem variar de acordo com a gravidade da infestação. Os sinais iniciais são de irritação; os bovinos podem apresentar sinais de desconforto, como inquietação, debandada ou aumento da limpeza da área afetada. Lambendo e coçando, os animais podem lamber ou coçar o local, causando mais danos. Nos sintomas visíveis, a zona afetada pode apresentar sinais de necrose, com uma cor invulgar (preta ou verde) e um odor desagradável devido à degradação dos tecidos e à infeção bacteriana. Em casos graves, podem ser observadas larvas visíveis dentro ou à volta da ferida. Nos sintomas sistémicos, a temperatura corporal elevada (febre) pode indicar uma infeção subjacente, a diminuição do apetite (anorexia) devido a desconforto ou dor e a perda progressiva de peso podem ocorrer se a infestação não for tratada rapidamente. Em casos graves ou avançados, a infeção sistémica pode levar à sépsis, caracterizada por febre alta, letargia e potencial choque. As feridas provocadas por larvas não tratadas podem provocar efeitos sistémicos graves e mortalidade, em especial em animais jovens ou debilitados.

Diagnóstico: O diagnóstico de feridas causadas por larvas em bovinos envolve observação clínica e pode exigir avaliações adicionais. Inspeção visual do animal para identificar as feridas, a presença de larvas e os sinais clínicos associados. Avaliação da saúde geral e da condição corporal do animal. Testes laboratoriais, como cultura da ferida, em que podem ser recolhidas amostras da ferida para cultura bacteriana, a fim de identificar potenciais infecções secundárias. Podem ser efectuadas análises de sangue de rotina para avaliar o estado geral de saúde, a presença de anemia e quaisquer sinais de infeção sistémica. Excluir outras condições que possam causar sintomas semelhantes, como abcessos, infecções cutâneas ou outras infestações parasitárias.

Tratamento: O tratamento das feridas causadas por larvas envolve uma combinação de remoção das larvas e cuidados de apoio.

Remoção de larvas: Remoção mecânica ou extração manual de larvas visíveis da ferida utilizando técnicas esterilizadas. Pode ser necessário um desbridamento cirúrgico para remover o tecido necrótico e promover a cicatrização.
Limpeza anti-séptica: Limpeza minuciosa da área afetada com soluções anti-sépticas para reduzir a carga bacteriana e promover a cicatrização.
Terapia antimicrobiana: Administração de antibióticos sistémicos de largo espetro para combater infecções bacterianas secundárias. Aplicação de anti-sépticos tópicos ou pomadas para prevenir novas infecções.
Cuidados de apoio: Fornecer nutrição adequada, hidratação e alívio da dor para apoiar a recuperação. Em casos graves, podem ser necessários fluidos intravenosos e terapias de suporte.
Consulta veterinária: A colaboração estreita com um veterinário é essencial para um diagnóstico e um planeamento de tratamento adequados.
Controlo e prevenção: A prevenção de feridas causadas por larvas em bovinos requer uma abordagem integrada que inclua práticas de gestão e controlo ambiental.
Controlo regular: Controlos de rotina para detetar feridas ou lesões nos bovinos, especialmente durante as estações de alto risco (primavera e verão). A deteção precoce de potenciais infestações pode facilitar o tratamento imediato.
Tratamento de feridas: Limpar e tratar prontamente quaisquer feridas ou lesões para minimizar o risco de atração de moscas. Inspecionar e tratar regularmente os locais de cirurgia para evitar infestações.
Controlo de moscas: Implementar estratégias de gestão integrada de pragas para reduzir as populações de moscas. Utilização de insecticidas tópicos ou larvicidas para reduzir as populações de moscas adultas. Utilização de armadilhas para moscas em redor da área de alojamento do gado para capturar e reduzir o número de moscas. Introdução de predadores naturais ou utilização de organismos benéficos para controlar as populações de moscas como método de controlo biológico.
Gestão ambiental: Manter os alojamentos limpos e secos para minimizar as condições favoráveis à reprodução das moscas. Eliminar corretamente o estrume e os resíduos orgânicos para reduzir os potenciais locais de reprodução de moscas.
Educação e formação: Formar o pessoal das explorações para reconhecer os sinais de feridas provocadas por larvas e a importância de um tratamento imediato. Promover as melhores práticas de gestão para garantir a saúde e o bem-estar do efetivo.
Conclusão As feridas causadas por larvas em bovinos são uma preocupação significativa em termos de bem-estar e podem levar a complicações de saúde graves se não forem tratadas prontamente. Ao compreender as causas, a incidência, a fisiopatologia, os sintomas clínicos, o diagnóstico, o tratamento, o controlo e a prevenção das feridas causadas por larvas, os produtores de gado podem implementar estratégias de gestão eficazes. A monitorização regular, o tratamento

das feridas, o controlo das moscas e a gestão ambiental são essenciais para minimizar o risco de infestações e garantir a saúde e a produtividade do gado. A colaboração com veterinários é crucial para desenvolver e manter medidas de controlo eficazes.

M. A. Rahman, M. A. Hossain e M. R. Alam. 2009. Avaliação clínica de diferentes regimes de tratamento para a gestão da miíase em bovinos. Bangladesh. J. Vet. Med. 7(2): 348 - 352.

https://www.pashudhanpraharee.com/management-of-maggot-wound-in-livestock/

https://www.msdvetmanual.com/integumentary-system/flies/facultative-myiasis-producing-flies-of-animals

Sunny B, Sulthana L, James A, Sivakumar T. Infestação por larvas: Várias modalidades de tratamento. J Am Coll Clin Wound Spec. 2018 Mar 30;8(1-3):51-53. doi: 10.1016/j.jccw.2018.03.002.

Praveen Kumar, Anup Yadav, Lokesh, Umed Singh Mehra, Rajendra Yadav e Pankaj Kumar. 2018. Gestão Terapêutica da Ferida de Miíase devido a Lesão Traumática na Gengiva de um Bezerro de Búfalo Murrah. Int.J.Curr.Microbiol.App.Sci. 7(11): 2979-2983. doi: https:

Choudhary V, Choudhary M, Pandey S, Chauhan VD, Hasnani JJ (2016) Maggot debridement therapy as primary tool to treat chronic wound of animals, Veterinary World, 9(4): 403-409.

https://vetericyn.com/blog/five-of-the-most-common-wounds-in-cattle/?srsltid=AfmBOop3InhAq1VqL0dAD0Nh4Gga7MNCQeJpt1ZUqJuf9AS2nxH-r6a6

https://garhwalpost.in/managing-maggots/

Capítulo 16: Mastite nos bovinos

Introdução: A mastite nos bovinos é uma inflamação da glândula mamária (úbere) que pode afetar significativamente a saúde e a produtividade das vacas leiteiras. É uma das doenças mais comuns e dispendiosas nos efectivos leiteiros, levando à redução da produção de leite, à má qualidade do leite e ao aumento dos custos veterinários. A mastite pode ser causada por uma variedade de factores, incluindo agentes infecciosos, condições ambientais e práticas de gestão. Compreender suas causas, sintomas e estratégias de manejo é essencial para manter a saúde e a produtividade do rebanho. A mastite pode ser classificada em dois tipos principais: a mastite clínica, que apresenta sinais visíveis de inflamação e infeção, e a mastite subclínica, em que não há sinais visíveis, mas estão presentes alterações na composição do leite e na saúde do úbere. A doença é normalmente causada por infecções bacterianas, embora também possa ser influenciada por outros agentes patogénicos, incluindo vírus, fungos e micoplasmas. Estratégias eficazes de controlo e prevenção são essenciais para minimizar o impacto da mastite nas explorações leiteiras.

Causas: A mastite pode resultar de vários factores, principalmente relacionados com infecções microbianas e práticas de gestão.

Agentes infecciosos: Os agentes patogénicos bacterianos são a causa mais comum de mastite. *O Staphylococcus aureus* é uma das principais causas de mastite crónica. *O Streptococcus agalactiae* está associado a mastite contagiosa. *A Escherichia coli* conduz frequentemente a uma mastite clínica aguda e grave. *A Klebsiella pneumoniae* pode causar casos graves e agudos. As espécies de Mycoplasma são responsáveis por mastites crónicas e difíceis de tratar. As infecções fúngicas e virais são menos comuns, mas podem ocorrer, particularmente em animais imunocomprometidos.

Factores ambientais: A falta de higiene no equipamento de ordenha, nos alojamentos e nas camas pode aumentar o risco de infeção. As condições de vida húmidas, sujas e sobrelotadas contribuem para a propagação de agentes patogénicos. A incidência pode ser maior em climas quentes e húmidos, quando os agentes patogénicos se desenvolvem.

Práticas de manejo: Técnicas de ordenha inadequadas podem causar danos no úbere, permitindo a entrada de agentes patogénicos. A má manutenção do equipamento de ordenha pode causar lesões no úbere e contaminação. As deficiências nutricionais podem comprometer o sistema imunitário, aumentando a suscetibilidade à mastite.

Incidência: A incidência de mastite varia significativamente entre efectivos e regiões, dependendo das práticas de maneio e das condições ambientais. Estudos indicam que entre 15% e 50% das vacas leiteiras de um rebanho podem ser afectadas por mastite subclínica, enquanto a mastite clínica pode afetar 5% a 10%

das vacas num determinado momento. A mastite é uma das principais causas de perda económica na exploração leiteira, atribuída à redução da produção de leite, ao aumento dos custos de tratamento e ao descarte de leite. As manadas leiteiras de elevada produção, as más condições de alojamento, os procedimentos de ordenha inadequados e a falta de controlo regular aumentam o risco de surtos de mastite.

Fisiopatologia: A mastite ocorre quando os agentes patogénicos invadem o tecido do úbere, levando a uma resposta inflamatória. Os agentes patogénicos entram através do canal da teta, frequentemente após uma lesão mecânica, exposição ambiental ou ordenha inadequada. O sistema imunitário do corpo responde à infeção aumentando o fluxo sanguíneo para o úbere e recrutando glóbulos brancos para o local da infeção. A resposta inflamatória leva ao inchaço, calor, vermelhidão e dor no tecido do úbere afetado. Isto resulta em alterações na composição do leite, incluindo o aumento da contagem de células somáticas (CCS), que são indicadores de inflamação. A libertação de enzimas e toxinas das bactérias e das células inflamatórias pode danificar o tecido do úbere, levando à fibrose ou à formação de abcessos em casos crónicos. Os úberes infectados podem produzir leite com qualidade reduzida, incluindo alterações no teor de gordura e proteína, juntamente com níveis aumentados de células somáticas.

Sintomas clínicos: A mastite clínica pode apresentar uma série de sintomas, que podem variar consoante a gravidade e o agente causador. Os sintomas locais são inchaço, calor e vermelhidão do quarto do úbere afetado. Dor e desconforto na vaca, evidenciados pela relutância em permitir a ordenha. Alterações no aspeto do leite, tais como coágulos, flocos ou uma consistência aquosa. Presença de pus ou sangue no leite. Os sintomas sistémicos são o aumento da temperatura corporal (febre) devido à infeção sistémica, a redução do apetite e da produção de leite, a depressão e a letargia. Os casos graves podem levar ao choque ou à morte, particularmente com agentes patogénicos agressivos como a *E. coli*. Os sintomas subclínicos são a ausência de sinais visíveis de mastite, mas uma contagem elevada e detetável de células somáticas no leite. As alterações na composição do leite podem passar despercebidas sem a realização de testes.

Diagnóstico: O diagnóstico da mastite envolve uma combinação de avaliação clínica e testes laboratoriais. O exame clínico consiste na observação do úbere para detetar inchaço, vermelhidão e calor. Avaliação do leite para detetar um aspeto anormal, como coágulos ou descoloração. Uma CCS elevada no leite indica inflamação e potencial infeção. O California mastitis test (CMT) é um teste de campo rápido que detecta a CCS em amostras de leite. A cultura microbiológica identifica o agente patogénico específico que causa a mastite através da cultura de amostras de leite. Testes moleculares (como a PCR) para identificação rápida de agentes patogénicos específicos. As vacas podem ser classificadas com base em sinais observáveis, facilitando as decisões de gestão e monitorização do efetivo.

Tratamento: O tratamento da mastite varia consoante a gravidade da doença, o agente patogénico envolvido e o facto de o caso ser clínico ou subclínico. Os antibióticos intramamários são normalmente utilizados para tratar a mastite clínica; as formulações específicas visam os agentes patogénicos identificados. Os antibióticos sistémicos podem ser necessários para casos graves ou infecções sistémicas. Os medicamentos anti-inflamatórios, como os anti-inflamatórios não esteróides (AINE), podem ajudar a reduzir a febre, a dor e a inflamação. Cuidados de apoio, como hidratação e nutrição adequadas para apoiar a recuperação. Isolamento das vacas afectadas para evitar a propagação da infeção e acompanhar de perto a recuperação. Em casos crónicos em que se formam abcessos, pode ser necessária uma drenagem cirúrgica. Consideração do abate de casos crónicos de mastite que não respondem ao tratamento ou que afectam significativamente a produção.

Controlo e Prevenção: As medidas preventivas são cruciais para minimizar a incidência de mastite nos efectivos leiteiros. Práticas de higiene como a manutenção de equipamentos e ambientes de ordenha limpos. A limpeza e a higienização regulares reduzem o risco de infeção. Assegurar uma higiene adequada durante a ordenha, incluindo a lavagem das tetas antes da ordenha e a desinfeção adequada das tetas após a ordenha. Formar o pessoal em técnicas de ordenha adequadas para evitar lesões no úbere. Inspecionar e manter regularmente o equipamento de ordenha para garantir um funcionamento ótimo. Monitorizar regularmente a contagem de células somáticas e a qualidade do leite para identificar precocemente a mastite. Implementar um programa de gestão da saúde do rebanho para avaliar regularmente a saúde do úbere. Fornecer dietas equilibradas que satisfaçam as necessidades nutricionais das vacas em lactação para apoiar os seus sistemas imunitários. Assegurar condições de alojamento secas, limpas e bem ventiladas para reduzir o stress e a exposição a agentes patogénicos. Implementar práticas de pastoreio rotativo e gerir os materiais de cama para limitar a exposição a bactérias. Embora não exista uma vacina específica para a mastite, a vacinação contra outras doenças que podem predispor o gado à mastite (como a diarreia viral bovina) pode ser benéfica. Mantenha registos detalhados da produção de leite, casos de mastite, tratamentos e decisões de abate para identificar tendências e ajustar as práticas de gestão em conformidade.

Conclusões: A mastite é uma doença prevalente e economicamente significativa que afecta os bovinos leiteiros, com uma série de causas e manifestações clínicas. A gestão eficaz através de estratégias de prevenção, deteção precoce e tratamento é essencial para manter a saúde do úbere e otimizar a produção de leite. Os produtores de leite devem concentrar-se na higiene, em práticas de ordenha adequadas, na nutrição e na monitorização regular para minimizar o risco de mastite e melhorar a saúde e a produtividade geral do efetivo.

Referências

https://www.msdvetmanual.com/reproductive-system/mastitis-in-large-animals/mastitis-in-cattle

https://www.cargill.co.in/en/mastitis-in-cows-causes,-symptoms,-prevention-and-treatment

https://europe.pahc.com/challenges/mastitis

Cheng WN, Han SG. Mastite bovina: factores de risco, estratégias terapêuticas e tratamentos alternativos - Uma revisão. Asian-Australas J Anim Sci. 2020 Nov;33(11):1699-1713. doi: 10.5713/ajas.20.0156.

http://www.agritech.tnau.ac.in/expert_system/cattlebuffalo/Mastitis-Diseases.html

Pyörälä, S. Treatment of mastitis during lactation (Tratamento da mastite durante a lactação). Ir Vet J 62 (Suppl 4), S40 (2009). https://doi.org/10.1186/2046-0481-62-S4-S40

https://www.dsm.com/anh/challenges/supporting-animal-health/mastitis.html

https://en.wikipedia.org/wiki/Mastitis_in_dairy_cattle

Capítulo 17: Deteção de calor em bovinos

Introdução: A deteção do cio em bovinos é um componente crítico da gestão eficaz da reprodução em explorações leiteiras. Identificar com precisão quando uma vaca está no cio (estro) permite aos produtores otimizar o momento da inseminação artificial ou da reprodução natural, melhorando assim as taxas de conceção e a produtividade global do efetivo.

Métodos de deteção de calor:

Observação visual: Este método tradicional envolve o controlo rigoroso do gado para detetar sinais de cio.

- Cio em pé: O sinal mais fiável, em que a vaca fica parada e permite que outras vacas ou touros a montem.
- Comportamento de montaria: As vacas podem montar umas nas outras ou mostrar maior atividade e inquietação.
- Vocalização: Pode ocorrer um aumento da vocalização durante o cio.
- Corrimento vaginal transparente: Pode observar-se um corrimento transparente ou ligeiramente mucoide.
- Mudanças de comportamento: O aumento do nervosismo, agitação ou tentativas de fuga podem indicar calor.

Vantagens: Económica e não requer equipamento especial.

Desvantagens: É trabalhoso e consome muito tempo. Requer uma observação competente e pode falhar as cio, especialmente em grandes efectivos.

Auxiliares de deteção de calor: Vários dispositivos e métodos podem ajudar a identificar o calor com maior precisão.

Marcadores de giz ou de tinta: Os touros ou animais provocadores estão equipados com um marcador de giz ou tinta que marca as costas das vacas quando são montados. Verifique regularmente se há marcas nas vacas, indicando que foram montadas. A vantagem deste método é que fornece uma indicação visual da atividade cio.

Tinta para a cauda ou adesivos de deteção de calor: Aplicação de uma tinta colorida na cauda ou de um penso de deteção de cio na cabeça da cauda da vaca. A tinta é removida ou o adesivo muda de cor quando a vaca é montada, indicando que ela está no cio. A vantagem é que é fácil de monitorizar e pode ser utilizado em conjunto com a observação visual.

Sistemas electrónicos de deteção de calor: Estes sistemas de alta tecnologia utilizam várias tecnologias para monitorizar continuamente o comportamento das vacas.

Monitores electrónicos de atividade: Dispositivos colocados no pescoço, na perna ou na orelha dos bovinos que registam os níveis de atividade. O aumento da atividade indica normalmente que a vaca está em cio. Os dados são frequentemente transmitidos a um sistema central para análise. Proporciona uma monitorização contínua e reduz a mão de obra necessária para a observação.

Dispositivos intravaginais: Dispositivos que medem as alterações hormonais ou a temperatura no interior da vagina. Estes dispositivos podem indicar quando uma vaca está em cio, detectando picos hormonais ou variações de temperatura. Podem fornecer o momento exato para a inseminação.

Indicadores comportamentais: A observação de alterações no comportamento também pode ajudar a detetar o calor.

- Aumento da inquietação: As vacas podem tornar-se mais activas ou agitadas.
- Acariciar ou fazer birra: Aumento da interação social com outros bovinos.
- Menor ingestão de alimentos: As vacas podem reduzir a ingestão de alimentos durante o cio.

Pesquisa de progesterona no soro bovino: Este método envolve a medição dos níveis hormonais. São analisadas amostras de sangue ou de leite para determinar os níveis de progesterona. Uma queda nos níveis de progesterona indica que a vaca está a entrar no cio. Fornece dados científicos para confirmar o cio.

Touros de provocação: A utilização de um touro que tenha sido vasectomizado ou que seja infértil pode também ajudar na deteção do cio. Os touros provocadores são introduzidos no rebanho para estimular o cio nas vacas. Observar a reação das vacas ao touro provocador pode ajudar a identificar as que estão no cio. O comportamento natural estimula a expressão do cio.

Ultrassom e testes hormonais: Embora menos comuns na deteção rotineira do cio, estes métodos podem fornecer informações valiosas. A ecografia pode ajudar a determinar a fase do ciclo estral e a avaliar a função ovárica. Os testes hormonais envolvem a pesquisa de estrogénio e de outras hormonas associadas ao cio.

Conclusão: A deteção de cio é vital para otimizar a eficiência reprodutiva dos bovinos. A utilização de uma combinação de observação visual tradicional e de métodos tecnológicos avançados pode aumentar significativamente a precisão e a eficiência dos programas de deteção de cio. A escolha do método depende frequentemente da dimensão do efetivo, dos recursos disponíveis e das práticas de maneio. Uma deteção de cio bem sucedida leva a um melhor desempenho reprodutivo, beneficiando, em última análise, a produtividade global da exploração pecuária.

Referências

https://extension.msstate.edu/sites/default/files/publications/publications/P2610_web.pdf

https://www.partners-in-reproduction.com/management/breeding-strategy/heat-detection/

Rao TKS, Kumar N, Kumar P, Chaurasia S e Patel NB (2013) Técnicas de deteção de calor em bovinos e búfalos, 6(6):363-369, doi:10.5455/vetworld.2013.363-369

https://extension.uga.edu/publications/detail.html?number=B1212&title=heat-detection-strategies-for-dairy-cattle

https://www.ctahr.hawaii.edu/oc/freepubs/pdf/LM-15.pdf

https://www.cargill.co.in/en/heat-detection-in-cattle_-tips-and-techniques

https://dairy.extension.wisc.edu/articles/estrus-detection-estrus-detection-aids/

https://extension.umn.edu/beef-cow-calf/cattle-estrus-detection

https://nrcmithun.icar.gov.in/sites/default/files/files/Folder%202.pdf

https://www.nadis.org.uk/disease-a-z/cattle/fertility-in-dairy-herds/part-2-heat-detection/

Capítulo 18: Inseminação artificial em bovinos

Introdução: A inseminação artificial (IA) é uma técnica em que o sémen é colhido de um macho (touro) e introduzido manualmente no aparelho reprodutor de uma fêmea (vaca ou novilha) durante o seu ciclo estral. Este processo permite a reprodução controlada sem necessidade de acasalamento natural. A IA é uma tecnologia reprodutiva amplamente utilizada na criação de gado, e a sua importância é particularmente acentuada nas regiões tropicais. A seguir, descrevem-se o processo de IA, os seus benefícios e o seu significado para melhorar a produtividade do gado em ambientes tropicais.

Importância da inseminação artificial

Seleção genética melhorada: A IA fornece aos agricultores acesso a material genético de alta qualidade de touros com caraterísticas desejáveis, tais como maior produção de leite, resistência a doenças e melhores taxas de crescimento. Os agricultores podem implementar programas de reprodução selectiva para melhorar caraterísticas específicas nas suas manadas, melhorando a qualidade e a produtividade geral das mesmas.

Aumento das taxas de conceção: A IA permite uma calendarização precisa da inseminação relativamente ao ciclo estral da vaca, o que pode aumentar as taxas de conceção. Podem ser utilizadas técnicas de sincronização para garantir tempos óptimos de reprodução. Ao utilizar a IA, os agricultores podem minimizar o risco de problemas de reprodução associados ao acasalamento natural, como a infertilidade do touro ou o comportamento agressivo.

Controlo de doenças: A IA minimiza o risco de doenças e infecções sexualmente transmissíveis que podem ocorrer durante a reprodução natural, ajudando a manter a saúde do efetivo. Os agricultores podem implementar práticas de gestão da saúde de forma mais eficaz, uma vez que a IA permite cenários de reprodução mais controlados.

Relação custo-eficácia: Com a IA, há menos necessidade de manter um touro na exploração, o que pode reduzir os custos associados à alimentação, alojamento e cuidados de saúde do touro. A IA permite aos agricultores criar mais vacas sem a necessidade de vários touros, optimizando os recursos e aumentando o tamanho do efetivo.

Melhoria da qualidade dos vitelos: A IA ajuda a introduzir material genético diversificado no efetivo, conduzindo a vitelos mais saudáveis e mais robustos. Ao selecionar touros conhecidos por produzirem vitelos com pesos à nascença e caraterísticas favoráveis, os agricultores podem reduzir as dificuldades de parto, melhorando as taxas de sobrevivência.

Melhoria da eficiência reprodutiva: A IA pode ajudar a reduzir os intervalos entre partos, conduzindo a partos mais frequentes e a uma melhor produção de leite ao longo do tempo. A melhoria do maneio reprodutivo através da IA conduz a taxas de gestação globais mais elevadas no efetivo.

Adaptação às condições locais: A IA permite que os agricultores seleccionem touros bem adaptados às condições tropicais locais, garantindo um melhor desempenho em termos de tolerância ao calor e resistência a doenças. Os agricultores podem cruzar vacas locais com touros de alto desempenho de regiões temperadas, melhorando a produtividade e mantendo a adaptabilidade aos climas tropicais.

Facilitar a manutenção de registos e a monitorização: A IA incentiva melhores práticas de manutenção de registos relativamente a datas de reprodução, genética e resultados de desempenho. Estes dados podem ser utilizados para tomar decisões informadas para futuras estratégias de reprodução. Os controlos veterinários regulares associados aos programas de IA conduzem a uma melhor gestão global da saúde do efetivo.

Oportunidades de educação e extensão: Os programas de IA envolvem frequentemente a formação dos agricultores em gestão reprodutiva, o que leva a um maior conhecimento e à adoção das melhores práticas na criação de gado. Os programas de IA podem promover iniciativas comunitárias em que os agricultores partilham experiências e recursos, aumentando a produtividade global da região.

A inseminação artificial é uma ferramenta transformadora na criação de gado, particularmente em regiões tropicais onde os desafios ambientais e genéticos podem afetar a produtividade. A capacidade de melhorar a genética, aumentar a eficiência reprodutiva e manter a saúde do rebanho faz da IA um componente crucial do manejo moderno do gado. Ao tirar partido da IA, os agricultores podem otimizar os seus programas de reprodução, reduzir os custos e, em última análise, aumentar a rentabilidade e a sustentabilidade das suas operações pecuárias em climas tropicais. A formação regular, o acesso a material genético de qualidade e práticas de gestão eficazes são essenciais para maximizar os benefícios da IA na criação de gado tropical.

O que fazer e o que não fazer na Inseminação Artificial

Utilize sémen de qualidade: Selecione touros de alta qualidade, geneticamente superiores e com um historial de fertilidade conhecido. Certifique-se de que o sémen foi manuseado e armazenado corretamente, mantendo a temperatura e as condições adequadas.

Formar corretamente: Assegurar que o pessoal que efectua a IA tem formação e conhecimentos sobre a técnica, incluindo métodos de deteção de cio e de inseminação. Cumprir os protocolos normalizados de manuseamento do sémen e de execução do procedimento de inseminação.

Monitorizar os ciclos de cio: Esteja atento à observação de sinais de cio nas vacas para determinar o momento ideal para a IA. Implemente técnicas de sincronização do cio, se necessário, para garantir que todas as vacas são criadas ao mesmo tempo.
Preparar o local de inseminação: Assegure-se de que a área de inseminação está limpa para reduzir o risco de introdução de infecções. Minimizar o stress da vaca durante o procedimento, assegurando um ambiente calmo e tranquilo.
Utilizar técnicas corretas: Utilizar as técnicas adequadas para descongelar o sémen, manusear os instrumentos de inseminação e efetuar a inseminação. Assegurar o posicionamento correto da pistola de inseminação para aumentar as hipóteses de uma fertilização bem sucedida.
Mantenha registos: Mantenha registos detalhados das datas de IA, da identificação da vaca, do sémen utilizado e de quaisquer reacções observadas. Acompanhe as taxas de conceção e faça uma gestão adequada para futuras decisões de reprodução.
Fornecer uma nutrição adequada: Assegurar que as vacas recebam uma dieta equilibrada que satisfaça as suas necessidades nutricionais, especialmente na altura da reprodução. Monitorizar e gerir a condição corporal das vacas para garantir que estão em condições óptimas para a reprodução.
Dar prioridade à saúde do efetivo: Manter as vacinas em dia para proteção contra doenças reprodutivas. Efetuar controlos sanitários para identificar e resolver quaisquer problemas de saúde reprodutiva do efetivo.

O que não fazer na Inseminação Artificial

Não utilize sémen de má qualidade: Não utilize sémen de touros com historial de fertilidade desconhecido ou com caraterísticas de baixa qualidade. Nunca utilize sémen que pareça estar danificado ou que tenha sido descongelado de forma incorrecta.
Não apressar o procedimento: Evite apressar o processo de inseminação, pois isso pode levar a erros e diminuir as taxas de sucesso. Certifique-se de que todas as ferramentas e materiais necessários estão prontos e preparados antes de iniciar o procedimento.
Não negligenciar os sinais de cio: Não negligencie os sinais de cio nem os interprete mal, pois isso pode levar a um momento incorreto da inseminação. Não insemine vacas que não estejam no cio ideal; o momento certo é crucial para uma conceção bem sucedida.
Não utilizar equipamento não higiénico: Não utilize equipamento contaminado ou sujo durante o procedimento de IA para evitar a introdução de infecções. Evite reutilizar artigos de utilização única, como luvas e mangas de inseminação.
Não ignore a saúde da vaca: Não insemine vacas doentes ou que apresentem sinais de problemas de saúde reprodutiva, pois isso pode levar a taxas de conceção mais baixas.

Saltar a gestão de saúde de rotina: A gestão regular da saúde não deve ser descurada, uma vez que desempenha um papel fundamental no sucesso reprodutivo.
Não se esqueça dos cuidados pós-inseminação: Não devolva imediatamente as vacas a ambientes de elevado stress após a inseminação; deixe-as instalar-se num espaço calmo. Não deixe de efetuar controlos de acompanhamento para confirmar a gravidez ou avaliar a saúde reprodutiva da vaca.
Não ignore a manutenção de registos: Evite deixar de manter registos precisos das actividades de reprodução, uma vez que esta informação é vital para avaliar as taxas de sucesso e tomar decisões futuras. Não negligencie a análise dos dados de inseminações anteriores para melhorar as estratégias de reprodução futuras.
Não subestime a importância do momento certo: Não subestime o momento da inseminação. Falhar a janela ideal pode reduzir significativamente as taxas de conceção. Não se esqueça de que os factores ambientais, como a temperatura e a humidade, podem influenciar o desempenho reprodutivo.
Ao aderir a estas recomendações, os produtores de gado podem melhorar significativamente as taxas de sucesso da inseminação artificial, aumentar a fertilidade do rebanho e contribuir para a produtividade e rentabilidade global das suas operações. O sucesso da IA requer um planeamento cuidadoso, atenção aos detalhes e uma gestão contínua do processo de reprodução e da saúde geral do efetivo.

Métodos de inseminação artificial

Os métodos de inseminação em bovinos são essenciais para melhorar a eficiência reprodutiva e melhorar a genética do efetivo. O principal método utilizado atualmente é a IA, mas existem várias técnicas e abordagens dentro deste método.

Inseminação artificial

IA padrão: Este é o método mais comum em que o sémen descongelado é depositado manualmente no trato reprodutivo da vaca utilizando uma pistola de inseminação. O sémen é descongelado num banho de água a uma temperatura específica. A vaca é imobilizada e o inseminador utiliza um espéculo ou um exame digital para localizar o colo do útero. A pistola de inseminação é introduzida no útero através do colo do útero e o sémen é depositado.
Inseminação artificial temporizada (IAT): Envolve a sincronização dos ciclos de cio utilizando tratamentos hormonais, permitindo a inseminação num momento pré-determinado. São utilizados protocolos hormonais (por exemplo, GnRH, PGF2α) para sincronizar os ciclos de cio das vacas. As vacas são inseminadas ao mesmo tempo, maximizando as hipóteses de uma conceção bem sucedida.
Inseminação artificial em tempo fixo (IATF): Um tipo específico de IAT em que a inseminação é efectuada num momento fixo sem necessidade de detetar o cio. As vacas são tratadas com hormonas para sincronizar a ovulação. A inseminação

ocorre 48 a 72 horas após o tratamento hormonal, independentemente do comportamento natural do cio da vaca.

Serviço natural: Este método envolve a utilização de um touro para acasalar com as vacas, o que é menos comum em sistemas de produção intensiva, mas ainda é praticado em certos contextos. Embora este método possa ser eficaz, tem limitações relacionadas com a transmissão de doenças, os custos de gestão e o potencial para uma diversidade genética reduzida em comparação com a IA.

Transferência de embriões (ET): Uma tecnologia reprodutiva mais avançada em que os embriões são colhidos de uma vaca dadora e implantados em vacas receptoras. A vaca dadora é superovulada utilizando tratamentos hormonais para produzir múltiplos embriões. Os embriões são recolhidos e avaliados, sendo depois transferidos para vacas receptoras sincronizadas. Os benefícios estão a permitir a rápida multiplicação de genética superior.

Inseminação intra-uterina (IUI): Um método semelhante à IA, mas que envolve a colocação do sémen diretamente no útero, o que pode melhorar as taxas de conceção, especialmente em casos de problemas de saúde reprodutiva. Semelhante à IA, mas com equipamento especializado concebido para depositar o sémen mais profundamente no trato reprodutivo.

Técnicas de dosagem de sémen: Várias técnicas de dosagem de sémen podem ter impacto na eficiência da inseminação. Na dose única, um método padrão em que uma palheta de sémen é utilizada por inseminação. Na dose múltipla, em alguns casos, podem ser utilizadas várias palhetas do mesmo touro para aumentar a probabilidade de conceção, particularmente em vacas com problemas de fertilidade.

Inseminação com sémen congelado: A utilização de sémen criopreservado (congelado), que permite o armazenamento a longo prazo e o transporte de material genético. O sémen é recolhido de touros, processado e congelado em azoto líquido. O descongelamento e a inseminação são efectuados de acordo com os protocolos normais de IA.

Inseminação intravaginal (IVI): Um método menos comum em que o sémen é depositado na vagina e não no útero. Este método pode não ser tão eficaz como a IA tradicional, mas pode ser útil em situações específicas ou em zonas remotas.

Utilização da tecnologia na inseminação: A tecnologia de monitorização eletrónica está a ser utilizada para monitorizar os ciclos de cio e melhorar o momento da inseminação. Algumas explorações utilizam aplicações móveis para acompanhar o desempenho reprodutivo e gerir eficazmente os calendários de reprodução.

Conclusão: A escolha do método de inseminação depende de vários factores, incluindo as práticas de gestão do rebanho, os recursos disponíveis e os objectivos reprodutivos específicos da exploração pecuária. A inseminação artificial continua a ser o método mais utilizado e eficiente para melhorar a genética e a produtividade do gado. Compreender as várias técnicas e suas aplicações é crucial para maximizar o sucesso reprodutivo e melhorar o desempenho do rebanho.

https://extension.umn.edu/dairy-milking-cows/artificial-insemination-cattle#:~:text=Semen%20should%20be%20thawed%20at,was%20used%20for%20the%20mating.

https://agritech.tnau.ac.in/animal_husbandry/animhus_cattle_AI.html

https://extension.psu.edu/artificial-insemination-technique-cattle

https://ahd.aptonline.in/AHMS/Views/HomePages/hsym.aspx

https://extension.missouri.edu/publications/g2019

https://vikaspedia.in/agriculture/livestock/cattle-buffalo/breeding-management-1/artificial-insemination

https://extension.okstate.edu/fact-sheets/artificial-insemination-for-beef-cattle.html

Capítulo 19: Diagnóstico de gravidez em bovinos

Introdução: O diagnóstico de gravidez em bovinos é uma prática essencial na gestão de efectivos que ajuda os produtores a tomar decisões informadas relativamente à reprodução, nutrição e saúde geral do efetivo. A deteção exacta da gravidez permite uma melhor gestão dos recursos e reduz os custos associados à manutenção de animais não grávidas.

Observação visual: Embora não seja um método fiável para diagnosticar a gravidez, alguns sinais comportamentais e físicos podem sugerir que uma vaca pode estar grávida:

Mudanças de comportamento: As vacas prenhes podem apresentar um comportamento alterado, como uma atividade reduzida ou alterações na dinâmica social.

Alterações físicas: Com o tempo, um aumento do tamanho do abdómen e alterações no desenvolvimento do úbere podem indicar gravidez.

Vantagens: Simples e não requer equipamento especial.

Desvantagens: Não é fiável; os sinais físicos podem não aparecer até ao final da gestação.

Palpação rectal: Um dos métodos mais comuns de diagnóstico de gravidez, especialmente nas fases iniciais. Um veterinário ou um técnico formado insere uma mão enluvada no reto da vaca para palpar o trato reprodutivo. É possível avaliar o tamanho do útero e a presença do feto em desenvolvimento ou dos placentomas (estruturas que formam a interface materno-fetal). Eficaz a partir de 30 dias após a reprodução.

Vantagens: Relativamente rápido e com resultados imediatos. Permite avaliar a saúde reprodutiva da vaca.

Desvantagens: Requer pessoal qualificado e pode ser invasivo, causando potencialmente stress no animal. Não é adequado para todas as vacas, especialmente se forem difíceis de manusear.

Exame de ultrassom: Um método altamente preciso e não invasivo de diagnosticar a gravidez. Uma sonda de ultra-sons é inserida por via rectal ou utilizada externamente no abdómen para visualizar o aparelho reprodutor e detetar a presença de um feto ou de embriões em desenvolvimento. Pode detetar a gravidez a partir de 25 dias após a reprodução.

Vantagens: Confirmação visual da gravidez e permite a deteção precoce de gravidezes múltiplas. Pode avaliar a saúde e o desenvolvimento do feto.

Desvantagens: Requer equipamento especializado e pessoal treinado. Mais caro do que outros métodos.

Análises ao sangue: As análises bioquímicas podem fornecer informações exactas sobre o estado da gravidez. São colhidas amostras de sangue e testadas para

hormonas específicas, como a progesterona e a proteína B específica da gravidez (PSPB). As análises ao sangue podem ser efectuadas logo 30 dias após o parto.
Vantagens: Elevada precisão, particularmente na deteção precoce da gravidez. Não invasivo quando comparado com a palpação rectal.
Desvantagens: Requer instalações laboratoriais e pessoal qualificado. Mais caro do que os métodos tradicionais.
Análises ao leite: À semelhança das análises ao sangue, as análises ao leite podem ser utilizadas para diagnosticar a gravidez. As amostras de leite são testadas para detetar glicoproteínas associadas à gravidez (PAGs), que são produzidas pela placenta. Pode ser efectuado logo 30 dias após o parto.
Vantagens: Não invasivo e pode ser efectuado durante a ordenha de rotina. Útil em operações leiteiras de grande escala.
Desvantagens: Requer análises laboratoriais e pode não estar tão amplamente disponível como as análises ao sangue.
Testes hormonais: A monitorização das alterações hormonais na vaca também pode indicar o estado de gravidez. Testes para detetar níveis elevados de progesterona, que indicam que a vaca manteve uma gravidez. Normalmente efectuado cerca de 21 dias após a inseminação.
Vantagens: pode fornecer informações sobre o estado reprodutivo da vaca.
Desvantagens: Requer instalações laboratoriais e pode não fornecer respostas definitivas.
Combinação de métodos: Muitos produtores utilizam uma combinação de métodos para aumentar a exatidão do diagnóstico de gravidez. Por exemplo, a palpação rectal pode ser utilizada inicialmente, seguida de ecografia para confirmação.
Conclusão: O diagnóstico de gravidez em bovinos é uma ferramenta de gestão vital que aumenta a eficiência reprodutiva e a produtividade do efetivo. A escolha do método depende de vários factores, incluindo a fase de gestação, os recursos disponíveis e os objectivos específicos da exploração pecuária. Um diagnóstico de gravidez preciso e atempado permite aos produtores tomar decisões informadas relativamente à reprodução, nutrição e gestão global do efetivo, melhorando, em última análise, a rentabilidade e o bem-estar dos animais.

https://vetmed.tennessee.edu/wp-content/uploads/sites/4/FactSheet_LACS-PregnancyDiagnosis_v2.pdf

https://www.msdvetmanual.com/management-and-nutrition/management-of-reproduction-cattle/pregnancy-determination-in-cattle

https://www.partners-in-reproduction.com/reproductive-physiology/cattle/pregnancy-diagnosis/

https://www.birdvilleschools.net/cms/lib/TX01000797/Centricity/Domain/1390/Pregnancy%20and%20Palpation%20Lesson.pdf

https://www.nadis.org.uk/disease-a-z/cattle/fertility-in-dairy-herds/part-5-pregnancy-diagnosis/

Balhara AK, Gupta M, Singh S, Mohanty AK, Singh I. Early pregnancy diagnosis in bovines: current status and future diretions. ScientificWorldJournal. 2013 Dec 5;2013:958540. doi: 10.1155/2013/958540.

https://agriculture.vic.gov.au/livestock-and-animals/beef/breeding/pregnancy-testing-of-beef-cattle

https://p4gold.com/fertility/pregnancy-diagnosis/

https://edis.ifas.ufl.edu/publication/AN394

Capítulo 20: Gestão das vacas prenhes

Introdução: O maneio de vacas prenhes numa região tropical húmida exige uma atenção especial à sua saúde, nutrição e ambiente. O clima único coloca desafios como o stress térmico, o aumento da humidade e a prevalência de certas doenças.

Gestão da nutrição

Dieta equilibrada:

- Forragem de qualidade: Fornecer pasto ou feno de alta qualidade, rico em fibras e nutrientes essenciais. As gramíneas tropicais devem ser complementadas com leguminosas sempre que possível.
- Concentrados: Ofereça concentrados, como grãos ou rações formuladas comercialmente, para satisfazer as necessidades energéticas da vaca prenha.
- Suplementos minerais e vitamínicos: Assegurar a ingestão adequada de minerais (cálcio, fósforo, magnésio) e vitaminas (A, D, E) para apoiar o desenvolvimento fetal e a saúde das vacas.

Horário de alimentação:

- Refeições mais pequenas e frequentes: Para evitar problemas digestivos e o stress provocado pelo calor, dê refeições mais pequenas e mais frequentes ao longo do dia.
- Acesso a água limpa: Assegurar o acesso constante a água fresca e limpa, uma vez que a hidratação é crucial em condições de humidade.

Gestão ambiental

Habitação

- Ventilação: Utilizar estruturas de alojamento bem ventiladas para reduzir a humidade e o calor. O fluxo de ar natural é essencial; considere a possibilidade de utilizar ventoinhas ou sistemas de nebulização, se necessário.
- Sombra: Proporcionar uma ampla sombra através de árvores ou estruturas artificiais para proteger as vacas da luz solar direta e reduzir o stress térmico.
- Cama seca: Manter as camas secas para evitar a acumulação de humidade e minimizar o risco de doenças.

Controlo da temperatura

- Técnicas de arrefecimento: Utilizar métodos de arrefecimento como ventoinhas, aspersores ou sistemas de arrefecimento evaporativo para reduzir o stress térmico, especialmente durante as temperaturas máximas.
- Monitorizar os sinais de stress térmico: Esteja atento aos sinais de stress térmico (respiração ofegante excessiva, baba, diminuição da ingestão de alimentos) e tome medidas para os aliviar.

Gestão da saúde

Cuidados veterinários

- Check-ups regulares: Agendar visitas regulares ao veterinário para controlos de saúde, vacinas e protocolos de desparasitação.

- Monitorizar o progresso da gravidez: Realizar ultrassom ou palpação para monitorar o desenvolvimento e a saúde do feto.

Prevenção de doenças

- Protocolos de vacinação: Assegurar a vacinação atempada contra as doenças comuns que prevalecem nas regiões tropicais húmidas.
- Controlo de parasitas: Aplicar um programa de desparasitação e controlar os parasitas externos (carraças, moscas) para reduzir o risco de doenças.

Gestão da reprodução

Deteção de cio

- Auxiliares de deteção de cio: Utilizar auxiliares de deteção de cio, como pedómetros ou giz de cauda, para identificar as vacas em cio, de modo a permitir uma reprodução atempada antes da gravidez.

Preparação para o parto

- Instalações de parto: Preparar áreas de parto limpas, secas e espaçosas. Assegurar um acesso fácil para a vaca e para o tratador.
- Monitorizar os sinais de parto: Vigiar as vacas prenhes para detetar sinais de parto iminente e estar preparado para prestar assistência se surgirem complicações.

Gestão comportamental

Minimizar o stress

- Manuseamento cuidadoso: Manusear as vacas prenhes com cuidado para minimizar o stress, especialmente durante a alimentação, cuidados veterinários ou deslocação entre pastagens.
- Estrutura social: Manter a estabilidade da manada para reduzir o stress, uma vez que as vacas prenhes podem ser sensíveis a alterações no seu ambiente social.

Cuidados pós-cobrição

Cuidados imediatos

- Monitorar a saúde do bezerro: Após o parto, monitorize o vitelo para detetar problemas de saúde e assegure-se de que recebe colostro nas primeiras horas.
- Necessidades nutricionais: Após o parto, assegurar que a vaca recebe uma nutrição adequada para apoiar a produção de leite e a recuperação do parto.

Considerações sobre a criação

- Período de descanso: Permitir que a vaca tenha um período de repouso adequado após o parto antes de a considerar para a recria, normalmente 60 dias ou mais.

Conclusão: O maneio eficaz de vacas prenhes numa região tropical húmida implica enfrentar os desafios únicos colocados pelo clima e pelo ambiente. Ao concentrarem-se numa nutrição adequada, cuidados de saúde, gestão ambiental e minimização do stress, os agricultores podem garantir a saúde e a produtividade das vacas prenhes e das suas crias. A monitorização regular e a adaptação às necessidades específicas dos animais conduzirão a resultados bem sucedidos no desempenho reprodutivo e na saúde geral do efetivo.

http://www.agritech.tnau.ac.in/expert_system/cattlebuffalo/General%20care%20and%20management.html#:~:text=General%20care%20and%20management%20of%20Pregnant%20animal&text=Extra%20concentrate%20mix%20of%201.25,and%20protection%20from%20thermal%20stress.

https://www.nddb.coop/farmer/animal-nutrition/care-of-pregnant-animals

https://www.dairypesa.com/farming-facts/care-of-pregnant-animals/

https://agriculture.vikaspedia.in/viewcontent/agriculture/livestock/cattle-buffalo/breeding-management-1/care-management-of-pregnant-animal?lgn=en

https://www.slideshare.net/slideshow/care-and-management-of-pregnant-cows-and-ewes/100288982

https://www.sruc.ac.uk/media/lpgpih50/managing-cows-during-pregnancy-leaflet.pdf

http://eagri.org/eagri50/LPM201/lec09.pdf

https://smallfarms.oregonstate.edu/pregnant-animal-care

https://www.feedinglivestock.vic.gov.au/2023/05/23/management-of-heifers-and-cows-before-calving/

https://agritech.tnau.ac.in/animal_husbandry/animhus_cattle_care&management.html

Capítulo 21: Processo de parto nos bovinos (Parto)

Introdução: O processo de parição em bovinos, comumente referido como parto, envolve vários estágios distintos enquanto a vaca se prepara para dar à luz seu bezerro. Entender esse processo é crucial para garantir a saúde e a segurança tanto da vaca quanto do bezerro. O período médio de gestação dos bovinos é de cerca de 280 dias (aproximadamente 9 meses), embora possa variar de 270 a 290 dias, dependendo da raça e da vaca.

Sinais de aproximação do parto: À medida que a data do parto se aproxima, as vacas apresentam vários sinais comportamentais e físicos que indicam que o parto está iminente.

- Comportamento de aninhamento: A vaca pode ficar inquieta, procurando um lugar calmo e confortável.
- Vulva inchada: A vulva pode ficar inchada e relaxada.
- Desenvolvimento do úbere: O úbere começa a encher-se de leite (ensacamento) e pode haver fugas de colostro.
- Alterações do apetite: Muitas vacas apresentam uma redução do apetite quando se preparam para o parto.
- Elevação da cauda: A vaca pode levantar a cauda ou mostrar desconforto.

Fases do parto: O parto é normalmente dividido em três fases principais

Fase 1: Fase de preparação

- Duração: Esta fase pode durar de algumas horas a vários dias, especialmente em novilhas de primeira cria.
- Caraterísticas:
  - ✓ Início das contracções: Começam as contracções uterinas ligeiras, que levam à dilatação do colo do útero.
  - ✓ Alterações de comportamento: A vaca pode tornar-se mais inquieta, deitando-se e levantando-se frequentemente, e pode apresentar sinais de desconforto.
  - ✓ Corrimento de líquido: Pode haver um corrimento de líquido claro ou ligeiramente turvo da vulva à medida que o saco amniótico se começa a formar.

Fase 2: Parto do vitelo

- Duração: Esta fase dura geralmente de 30 minutos a 2 horas.
- Caraterísticas:
  - ✓ Contracções activas: Ocorrem contracções mais fortes, que empurram a barriga da perna em direção ao canal de parto.
  - ✓ Apresentação do vitelo: Idealmente, o vitelo apresenta-se com as patas dianteiras e a cabeça primeiro (apresentação anterior). Se o bezerro estiver numa posição diferente (por exemplo, para trás ou em violação), podem surgir complicações.

- ✓ Rebentamento do saco de água: O saco amniótico (saco de água) rompe-se, libertando líquido.
- ✓ Progresso visível: A vaca pode mostrar sinais de esforço e os pés e o nariz do vitelo tornam-se visíveis na vulva.

Fase 3: Expulsão da placenta

- ➤ Duração: Esta fase ocorre após o nascimento do vitelo e pode durar de alguns minutos a várias horas.
- ➤ Caraterísticas:
  - ✓ Pós-parto: A placenta é expulsa do útero. É essencial que toda a placenta seja expelida para evitar infecções.
  - ✓ Limpeza: As vacas lambem frequentemente o vitelo e podem também lamber-se a si próprias para se limparem depois do parto.

Cuidados pós-parto

Após o parto, devem ser tomadas várias medidas para garantir a saúde da vaca e do vitelo:

- ➤ Cuidados com o vitelo: Assegurar que o vitelo recebe colostro nas primeiras horas, uma vez que este fornece anticorpos essenciais para a imunidade.
- ➤ Controlo: Observar a vaca para detetar quaisquer sinais de complicações, como hemorragia excessiva ou não expulsão da placenta.
- ➤ Nutrição e hidratação: Fornecer à vaca alimentos de alta qualidade e água limpa para ajudar na recuperação e apoiar a lactação.
- ➤ Controlo veterinário: Considerar um exame veterinário tanto para a vaca como para o vitelo para garantir a sua saúde e bem-estar.

Conclusão: O processo de parto em bovinos é um evento natural, mas crítico, que requer observação e manejo cuidadosos. Reconhecer os sinais de parto iminente e compreender os estágios do parto pode ajudar a garantir um parto tranqüilo e promover a saúde tanto da vaca quanto do bezerro. Os cuidados adequados no pós-parto também são essenciais para a recuperação e o estabelecimento de uma produção de leite bem-sucedida.

https://livestock.extension.wisc.edu/articles/three-stages-of-bovine-parturition/#:~:text=There%20are%20three%20stages%20to,whether%20or%20not%20to%20intervene.

https://www.bovinevetonline.com/news/education/three-stages-parturition

https://agriculture.vikaspedia.in/viewcontent/agriculture/livestock/cattle-buffalo/breeding-management-1/calving-parturition?lgn=en

https://www.iowabeefcenter.org/calving/processdelivery.html

https://www.extension.purdue.edu/extmedia/as/as-561-w.pdf

https://animal.ifas.ufl.edu/beef_extension/bcsc/2018/proceedings/strickland.pdf

https://agriallis.com/wp-content/uploads/2019/12/INDUCTION-OF-PARTURITION-IN-CATTLE.pdf

https://nationaldairyfarm.com/wp-content/uploads/2023/02/02_Stages-of-Parturition_Alltech-on-farm-support_111522_English.pdf

https://extension.sdstate.edu/calving-dairy-cows-step-step

https://www.nadis.org.uk/disease-a-z/cattle/calving-module/calving-part-1-the-basics/

Capítulo 22: Gestão do vitelo

Introdução: O maneio eficaz dos vitelos é crucial para o seu crescimento, saúde e produtividade geral na criação de gado. O cuidado adequado durante os primeiros estágios da vida estabelece a base para o seu desenvolvimento em adultos saudáveis capazes de contribuir para a produção do rebanho.

Cuidados imediatos após o parto

Ingestão de colostro

- Importância do colostro: Assegurar que o vitelo recebe colostro adequado (primeiro leite) nas primeiras horas de vida. O colostro é rico em anticorpos que fornecem imunidade passiva ao bezerro.
- Quantidade: O objetivo é dar cerca de 10% do peso corporal do vitelo nas primeiras 24 horas (aproximadamente 2-4 litros para a maioria dos vitelos).

Monitorização da saúde

- Sinais vitais do vitelo: Verificar se os sinais vitais são normais (frequência cardíaca, frequência respiratória, temperatura) e monitorizar o vitelo para detetar quaisquer sinais de aflição ou doença.
- Cuidados com o umbigo: Mergulhar o coto do cordão umbilical numa solução de iodo para evitar infecções.

Habitação e ambiente

Abrigo

- Ambiente limpo e seco: Forneça um abrigo limpo, seco e bem ventilado para proteger os vitelos das condições climatéricas adversas e prevenir doenças.
- Cama: Utilize palha seca ou outros materiais de cama para absorver a humidade e proporcionar conforto.

Requisitos de espaço

- Interação social: Agrupe os vitelos de acordo com a idade e o tamanho para promover o comportamento social, assegurando simultaneamente um espaço adequado para reduzir a competição e o stress.

Gestão da nutrição

Alimentação com leite

- Programa de alimentação: Comece com 2-4 litros de colostro, seguido de alimentação regular com leite (leite gordo ou substituto do leite) pelo menos duas vezes por dia.
- Aumento gradual: Aumentar gradualmente a quantidade de leite à medida que o vitelo cresce, normalmente até 10-12% do seu peso corporal por dia.

Alimento inicial

- Introdução de alimentos sólidos: Comece a introduzir alimentos iniciais de alta qualidade (grãos de vitelo ou pellets) por volta das 1-2 semanas de idade para estimular o desenvolvimento do rúmen.

- Acesso à forragem: Proporcionar acesso a forragem de alta qualidade (erva ou feno) para incentivar a mastigação natural e estimular a função ruminal.

Abastecimento de água

- Água fresca: Assegurar o acesso a água fresca e limpa em todas as alturas, desde a mais tenra idade.

Gestão da saúde

Protocolos de vacinação e de saúde

- Calendário de vacinação: Seguir um calendário de vacinação recomendado por um veterinário para proteção contra doenças comuns.
- Desparasitação: Aplicar um protocolo de desparasitação com base na contagem de ovos nas fezes ou nas recomendações do veterinário.

Controlo da doença

- Observação: Observar regularmente os vitelos para detetar sinais de doença, tais como tosse, corrimento nasal, diarreia ou falta de apetite.
- Tratamento imediato: Tratar prontamente quaisquer problemas de saúde e consultar um veterinário, se necessário.

Socialização e comportamento

Aprendizagem social

- Alojamento em grupo: Crie os vitelos em grupos para promover a socialização e a aprendizagem de comportamentos, que são cruciais para o seu desenvolvimento.
- Manuseamento: Manusear os vitelos com cuidado e regularmente para reduzir o stress durante os cuidados veterinários e o maneio de rotina.

Observação comportamental

- Interação com os vitelos: Observe as interações e os comportamentos dos vitelos, abordando quaisquer sinais de agressão ou de stress.

Manutenção de registos

- Registos individuais: Mantenha registos detalhados da saúde de cada vitelo, do historial de vacinação, dos horários de alimentação e das taxas de crescimento.
- Monitorização do crescimento: Pesar regularmente os vitelos e acompanhar o seu crescimento para garantir que estão a cumprir os marcos de desenvolvimento.

Gestão do desmame

Momento do desmame

- Idade de desmame: Geralmente, os vitelos podem ser desmamados entre as 6-8 semanas de idade, dependendo da sua taxa de crescimento e da disponibilidade de leite.
- Desmame gradual: Considere técnicas de desmame gradual, como a redução da alimentação com leite enquanto aumenta a ingestão de alimentos sólidos.

Cuidados pós-desmame

- Ajuste nutricional: Fornecer uma dieta equilibrada com proteínas e energia suficientes para apoiar o crescimento após o desmame.
- Monitoramento da transição: Observe os vitelos para detetar stress ou problemas de saúde durante a transição do leite para a alimentação sólida.

Conclusão: O manejo efetivo dos bezerros é essencial para assegurar sua saúde, crescimento e desenvolvimento como membros produtivos do rebanho. Ao focar em nutrição adequada, alojamento, cuidados com a saúde e socialização, os produtores podem maximizar o potencial de seus bezerros e estabelecer as bases para uma produção de gado bem sucedida. A monitorização regular e a manutenção de registos também facilitarão a tomada de decisões de gestão informadas e garantirão o sucesso a longo prazo do efetivo.

Referências

http://www.agritech.tnau.ac.in/expert_system/cattlebuffalo/Calf%20management.html

https://agritech.tnau.ac.in/expert_system/cattlebuffalo/General%20care%20and%20management.html

https://www.dairypesa.com/farming-facts/care-and-management-of-newly-born-calf/

https://www.dairyknowledge.in/dkp/article/care-new-born-calf

https://www.nddb.coop/services/animalnutrition/cn

https://projectblue.blob.core.windows.net/media/Default/Dairy/Publications/CalfManagementGUide3090_200128_WEB.pdf

https://afs.ca.uky.edu/files/feeding_and_managing_baby_calves_from_birth_to_3_months_of_age.pdf

https://extension.msstate.edu/sites/default/files/publications/publications/p3274.pdf

https://ahdb.org.uk/knowledge-library/dairy-calf-management

Capítulo 23: Colostro artificial para bezerros

Introdução: O colostro artificial é um suplemento ou substituto do colostro natural, concebido para os vitelos recém-nascidos quando o colostro da mãe não está disponível ou é de má qualidade. O colostro fornece anticorpos essenciais (imunoglobulinas), nutrientes e energia aos vitelos nas primeiras horas de vida, protegendo-os de infecções e apoiando o seu desenvolvimento inicial. Nos casos em que o colostro materno é inadequado, o colostro artificial é crucial.

Componentes do colostro artificial: Uma fórmula eficaz de colostro artificial imita, tanto quanto possível, a composição do colostro natural.

- Imunoglobulinas: Anticorpos essenciais para a proteção imunitária. Nos suplementos comerciais de colostro, estes são normalmente obtidos a partir de plasma bovino ou colostro seco.
- Fontes de energia: Glucose ou dextrose para fornecer energia imediata ao vitelo recém-nascido.
- Proteínas: Para o crescimento e desenvolvimento, normalmente provenientes das proteínas do leite.
- Gordura: Essencial para a energia e termorregulação, especialmente importante para os vitelos nascidos em climas mais frios.
- Vitaminas e minerais: Particularmente as vitaminas A, D e E, juntamente com minerais essenciais como o selénio, o zinco e o cobre.

Quando utilizar o colostro artificial

- Colostro materno de má qualidade: Se o colostro da mãe tiver um baixo teor de imunoglobulinas.
- Colostro insuficiente: No caso de vacas com elevada produção leiteira, o colostro da primeira ordenha pode ser insuficiente em anticorpos.
- Vitelos órfãos ou rejeitados: Quando o vitelo não tem acesso ao colostro materno.
- Prevenção de doenças: Se a mãe tiver uma doença transmissível, a utilização de colostro artificial evita que a infeção passe para o vitelo.

Fórmulas para o colostro artificial caseiro: Embora os suplementos comerciais de colostro sejam preferidos pelo seu teor de anticorpos, as receitas caseiras são por vezes utilizadas quando não existem outras opções disponíveis. Uma mistura comum de colostro caseiro pode incluir:

- 1 litro de leite gordo fresco
- 1 ovo (fornece proteínas)
- 1 colher de sopa de óleo de fígado de bacalhau (fonte de gordura e vitaminas)
- 1 colher de chá de sal comum e glucose ou dextrose (para energia e hidratação)

Misture bem estes ingredientes e alimente o vitelo imediatamente após o nascimento. No entanto, é importante notar que esta mistura não contém imunoglobulinas, pelo que não deve ser um substituto a longo prazo.

Orientações administrativas

- Momento: Os vitelos devem receber colostro nas primeiras 1-2 horas após o nascimento, uma vez que a sua capacidade de absorver anticorpos diminui significativamente após 24 horas.
- Dosagem: Um vitelo necessita normalmente de 10% do seu peso corporal em colostro nas primeiras 24 horas, dividido em duas ou mais mamadas.

Vantagens do colostro artificial

- Comodidade e disponibilidade: Prontamente disponível em caso de emergência.
- Consistência na qualidade: Os suplementos comerciais são fabricados em condições controladas, garantindo níveis consistentes de anticorpos.
- Segurança: Redução do risco de transmissão de doenças da mãe para o vitelo.

Desvantagens do colostro artificial

1. Custo: Custo mais elevado em comparação com o colostro natural.
2. Níveis mais baixos de imunoglobulinas: Embora forneçam anticorpos, os níveis podem não corresponder aos do colostro natural de alta qualidade.
3. Digestibilidade: Alguns vitelos podem ter problemas digestivos se o colostro artificial for introduzido abruptamente.

Conclusão: O colostro artificial é uma ferramenta valiosa para o manejo da saúde do bezerro, especialmente em situações onde o colostro materno é inadequado. Para obter melhores resultados, assegure-se de que o colostro artificial seja administrado nas primeiras horas de vida, seguindo as recomendações adequadas de dosagem e armazenamento.

Referências

https://www.cargill.co.in/en/importance-of-colostrum-for-new-born-calves

https://artsfoodproducts.com/en/products/col-o-calf?srsltid=AfmBOooO4y0IFiYgSys389Cmddk46zxOGOADUfwmJqXM64Ek8BxUcol

http://ecoursesonline.iasri.res.in/mod/page/view.php?id=126402

Fallon, R. J., Harte, F. J., & Keane, M. G. (1989). Methods of Artificially Feeding Colostrum to the New-Born Calf. Irish Journal of Agricultural Research, 28(1), 57-63. http://www.jstor.org/stable/25556230

http://www.agritech.tnau.ac.in/expert_system/cattlebuffalo/Calf%20management.html

https://www.publish.csiro.au/ebook/chapter/9780643107427_Chapter5

https://beef.unl.edu/beefwatch/importance-colostrum-newborn-calf

https://www.dairyherd.com/news/education/pros-and-cons-using-colostrum-replacer

Capítulo 24: Doença do umbigo (doença das articulações) dos vitelos

Introdução: A doença do umbigo, também conhecida como doença das articulações ou artrite séptica, é uma infeção bacteriana que afecta o cordão umbilical (umbigo) e as articulações dos vitelos jovens. Esta doença está frequentemente associada a práticas de saneamento e de gestão deficientes, especialmente em climas quentes e húmidos, como as regiões tropicais, onde as bactérias se desenvolvem. A doença do umbigo pode levar a complicações de saúde graves e pode ser fatal se não for tratada prontamente.

Causas

- Infeção bacteriana: Bactérias como a *Escherichia coli*, *Trueperella pyogenes* e *Staphylococcus* spp. causam habitualmente a doença do umbigo ao entrarem através do coto umbilical aberto logo após o nascimento.
- Saneamento deficiente: As áreas de parto com saneamento inadequado expõem o vitelo recém-nascido a uma elevada carga bacteriana, aumentando o risco de infeção.
- Ingestão deficiente de colostro: A ingestão inadequada de colostro após o nascimento leva a uma redução da imunidade, tornando os vitelos mais susceptíveis a infecções.
- Condições ambientais: Os climas tropicais com elevada humidade e calor favorecem o crescimento bacteriano, o que pode aumentar o risco de infeção.
- Cuidados com o coto umbilical: A não desinfeção adequada do coto umbilical após o nascimento aumenta o risco de entrada de bactérias na corrente sanguínea.

Incidência: A incidência da doença do umbigo varia com as práticas de gestão e os factores ambientais. Os vitelos nascidos em condições pouco higiénicas e em regiões tropicais húmidas estão em maior risco. Estudos indicam que a doença do umbigo pode afetar 5-20% dos vitelos em algumas manadas se não houver práticas preventivas.

Sintomas clínicos

- Umbigo inchado: O cordão umbilical pode parecer inchado, vermelho, quente e doloroso ao toque.
- Coxeamento e inchaço das articulações: As bactérias podem propagar-se às articulações, causando dor, inchaço das articulações e claudicação. Os vitelos podem ter relutância em mover-se ou mamar.
- Febre: Os vitelos podem apresentar uma temperatura corporal elevada à medida que o corpo tenta combater a infeção.
- Letargia e falta de apetite: Os vitelos infectados podem parecer fracos, ter apetite reduzido e mostrar sinais de desidratação.

- Corrimento do umbigo: Pode estar presente no umbigo um corrimento purulento ou com mau cheiro.

Diagnóstico

- Exame físico: Os veterinários podem avaliar os sinais clínicos, como inchaço e descarga do coto umbilical e das articulações.
- Testes laboratoriais: As culturas bacterianas da secreção do umbigo ou do líquido das articulações podem identificar os agentes patogénicos causadores e orientar o tratamento com antibióticos.
- Ultrassom e radiografia: A ecografia pode ajudar a avaliar a extensão da infeção na região umbilical, enquanto as radiografias das articulações afectadas podem mostrar inchaço ou danos nas articulações.
- Exames de sangue: Os vitelos infectados podem apresentar contagens elevadas de glóbulos brancos e outros marcadores de infeção nas suas análises ao sangue.

Tratamento

- Antibióticos: Os antibióticos de largo espetro, como a penicilina ou as cefalosporinas, são normalmente utilizados para tratar a doença do umbigo. A duração e o tipo de antibiótico podem ser ajustados com base nos resultados da cultura.
- Medicamentos anti-inflamatórios: Os anti-inflamatórios não esteróides (AINEs) podem reduzir a dor e a inflamação nas articulações afectadas.
- Drenagem cirúrgica: Em casos graves, pode ser necessária uma intervenção cirúrgica para drenar abcessos na zona do umbigo ou nas articulações.
- Cuidados de apoio: Assegurar que o vitelo tem uma hidratação e nutrição adequadas apoia a recuperação.
- Isolamento e ambiente limpo: Os vitelos infectados devem ser isolados para evitar a propagação a outros vitelos, e devem ser mantidos em camas limpas e secas para reduzir a exposição bacteriana.

Controlo: O controlo da propagação da doença do umbigo envolve a melhoria das práticas de higiene e de gestão.

- Saneamento: A manutenção de um ambiente de parto limpo, com camas frescas e secas, minimiza o risco de exposição bacteriana.
- Assistência ao parto: A limpeza e desinfeção adequadas do umbigo imediatamente após o parto são essenciais para evitar infecções.
- Isolamento de vitelos infectados: Evita a contaminação cruzada com outros vitelos saudáveis.

Prevenção

- Manejo do colostro: Assegurar que os vitelos recebem colostro adequado nas primeiras horas de vida fornece-lhes anticorpos essenciais para a proteção contra infecções.

- Desinfeção do umbigo: A aplicação de um desinfetante, como o iodo a 7%, no cordão umbilical imediatamente após o nascimento reduz significativamente o risco de infeção.
- Limpeza das áreas de parto: Manter as celas de parto limpas, secas e bem ventiladas minimiza a carga bacteriana e reduz o risco de infeção.
- Nutrição do vitelo: Uma nutrição adequada, tanto para o vitelo como para a mãe, contribui para uma resposta imunitária saudável.
- Monitorização de rotina: A monitorização regular dos vitelos para detetar sinais de infeção nos dias que se seguem ao nascimento permite a deteção e o tratamento precoces.

Conclusão: A doença do umbigo, ou doença das articulações, é uma condição potencialmente séria em bezerros, particularmente em regiões tropicais onde as condições ambientais favorecem o crescimento bacteriano . Ao assegurar uma higiene adequada, ingestão de colostro, desinfeção do umbigo e cuidados de apoio, os produtores de gado podem reduzir a incidência da doença do umbigo e melhorar a saúde do bezerro.

Referências

https://www.thecattlesite.com/diseaseinfo/216/joint-ill-navel-ill#:~:text=Navel%20or%20joint%20ill%20is,where%20the%20bacteria%20spread%20to.

https://www.nadis.org.uk/disease-a-z/cattle/joint-ill-navel-ill-of-calves/

https://www.slideshare.net/slideshow/navel-ill-and-joint-illpptx/262151264

Ganga Naik S, Ananda K J, Kavitha Rani B, Kotresh A M, Shambulingappa B E, e Patel S R. 2011. Doença do umbigo em vitelos recém-nascidos e seu tratamento bem sucedido. Veterinary World. 4(7): 326-327, DOI:10.5455/vetworld.4.

https://www.louisavetservice.com/single-post/2018/09/12/navel-ill-is-making-us-ill

https://news.okstate.edu/articles/communications/2020/navel-ill-a-conundrum-of-calf-belly-button-bumps.html

https://www.ksre.k-state.edu/news/stories/2022/02/cattle-chat-navel-ill.html

Subhash Kharb, Annu Yadav, Tarun Kumar e Neelesh Sindhu. 2021. Infecções umbilicais em vitelos criados em sistema tradicional e sua gestão. Indian J. Vet. Med. 41(1), 61-64.

Abdullah FFJ, Sadiq MA, Mohammed K, Tijjani A, Abba Y, Chung ELT, Adamu L, Osman AY, Lila MAM, Haron AW e Saharee AZ. Um caso clínico de doença do umbigo e das articulações num vitelo - tratamento médico. International Journal of Livestock Research. 5(5): 103-108.

Capítulo 25: Diarreia em vitelos

Introdução: A diarreia, ou diarréia, é uma condição comum em bezerros, especialmente em regiões tropicais, e é uma das principais causas de morbidade e mortalidade entre bezerros jovens. A elevada humidade e o calor dos climas tropicais criam um ambiente ideal para os agentes patogénicos, aumentando o risco de diarreia. A diarreia conduz a uma desidratação grave e a desequilíbrios electrolíticos e, sem tratamento imediato, pode ser fatal.

Causas: A diarreia nos vitelos pode ser causada por vários agentes infecciosos e não infecciosos.

Causas infecciosas

- Bactérias: *Escherichia coli*, *Salmonella* e *Clostridium perfringens* são agentes bacterianos comuns que causam diarreia.
- Vírus: O rotavírus e o coronavírus são agentes patogénicos virais que afectam o revestimento intestinal, provocando diarreia.
- Protozoários: As espécies *Cryptosporidium* e *Coccidia* são protozoários parasitas frequentemente encontrados na água ou nos alimentos contaminados, causando graves problemas gastrointestinais.

Causas não infecciosas

- Erros nutricionais: A sobrealimentação ou alterações súbitas na dieta, como a mudança de substitutos do leite ou a introdução demasiado rápida de concentrados, podem perturbar o equilíbrio digestivo dos vitelos.
- Stress ambiental: Temperaturas elevadas, humidade e condições de alojamento inadequadas podem enfraquecer a imunidade do vitelo e aumentar a suscetibilidade a infecções.
- Deficiência de colostro: A ingestão inadequada de colostro nas primeiras horas de vida deixa os vitelos com uma imunidade mais baixa, tornando-os propensos a infecções.

Sintomas clínicos

- Fezes soltas ou líquidas: As faces são aquosas, possivelmente com um odor desagradável ou sangue em casos graves.
- Desidratação: Olhos encovados, nariz seco e diminuição da elasticidade da pele são sinais de desidratação.
- Fraqueza e letargia: Os bezerros infectados são freqüentemente letárgicos, fracos e não querem ficar de pé ou se mover.
- Perda de apetite: Interesse reduzido em alimentar-se ou amamentar.
- Perda de peso: Pode ocorrer uma rápida perda de peso como resultado da perda de fluidos e electrólitos.
- Febre: Os vitelos podem ter uma temperatura elevada, especialmente se a diarreia for causada por uma infeção.

Diagnóstico

- Exame físico: Verificação de sintomas como a desidratação, a consistência das fezes e o estado geral do vitelo.
- Testes laboratoriais: As amostras fecais podem ser analisadas para identificar agentes patogénicos, incluindo culturas bacterianas, testes de antigénio viral e identificação de protozoários.
- Análises ao sangue: Para avaliar os desequilíbrios electrolíticos, a gravidade da desidratação e o estado imunitário.
- Revisão do histórico e do manejo: A avaliação das práticas de manejo dos bezerros, alimentação e saneamento pode fornecer pistas sobre causas não infecciosas.

Tratamento

Substituição de fluidos:

- Reidratação oral: São administradas soluções electrolíticas contendo sódio, potássio e bicarbonato para restabelecer a hidratação e o equilíbrio eletrolítico. A reidratação oral é particularmente útil em casos ligeiros a moderados.
- Fluidos intravenosos: Em casos graves de desidratação, pode ser necessária uma terapia com fluidos intravenosos para restaurar rapidamente o equilíbrio de fluidos e electrólitos.

Antibióticos:

- Os antibióticos são utilizados apenas se houver suspeita ou confirmação de uma infeção bacteriana. A utilização de antibióticos de largo espetro sem evidência de infeção bacteriana pode perturbar a flora intestinal e é normalmente evitada.

Agentes antidiarreicos:

- Alguns medicamentos anti-diarreicos podem ajudar a reduzir a produção de fezes, mas estes devem ser utilizados sob orientação veterinária.

Apoio nutricional:

- Nos casos em que os vitelos são demasiado fracos para mamar ou alimentar-se, podem ser dadas pequenas quantidades de leite ou de substituto do leite para assegurar a ingestão calórica sem agravar a diarreia.

Probióticos:

- Os probióticos podem ajudar a restabelecer a flora intestinal benéfica dos vitelos e ajudar na recuperação.

Controlo: O controlo dos surtos de diarreia requer uma combinação de práticas adequadas de saneamento e de gestão dos vitelos.

- Higiene: Mantenha a área de parto e os currais dos vitelos limpos, secos e bem ventilados para reduzir a exposição a agentes patogénicos.
- Isolamento: Isolar os vitelos que apresentem sintomas de diarreia para evitar a infeção cruzada entre a manada.

- Desinfeção: A desinfeção regular do equipamento de alimentação, dos compartimentos e dos alojamentos dos vitelos pode reduzir a carga de agentes patogénicos.
- Manejo do colostro: Assegurar que os vitelos recebem colostro adequado nas 2-4 horas seguintes ao nascimento para reforçar as suas defesas imunitárias.

Prevenção

- Ingestão adequada de colostro: O fornecimento de colostro de qualidade nas primeiras horas de vida ajuda a melhorar a imunidade do vitelo, reduzindo a suscetibilidade a infecções.
- Vacinação: A vacinação das vacas contra agentes patogénicos comuns pode ajudar a transmitir a imunidade aos vitelos através do colostro.
- Práticas de alimentação corretas: Evitar a sobrealimentação e as mudanças súbitas na dieta, que podem perturbar o sistema digestivo do vitelo.
- Água e alimentos limpos: Fornecer água potável limpa e alimentos de alta qualidade, não contaminados, para evitar a introdução de agentes patogénicos.
- Gestão ambiental: Assegure-se de que os compartimentos para vitelos estão secos, limpos e livres de flutuações extremas de temperatura. Evitar a sobrelotação, que aumenta o risco de infeção.

Conclusão: A diarréia em bezerros é um problema prevalente em regiões tropicais devido aos desafios ambientais e à alta carga de patógenos. Concentrando-se na higiene adequada, na ingestão adequada de colostro, na alimentação apropriada e na vacinação, os produtores podem minimizar o risco de diarreia e melhorar as taxas de sobrevivência dos bezerros. O diagnóstico precoce e o tratamento imediato são essenciais para gerir e controlar a doença, reduzindo o impacto económico e melhorando a saúde e a produtividade dos vitelos.

Referências

https://ew-nutrition.com/calf-diarrhea-types-causes-solutions/#:~:text=Rotavirus%2C%20which%20occurs%20mainly%20during,develop%20immunity%20against%20this%20pathogen.

https://www.msdvetmanual.com/digestive-system/intestinal-diseases-in-ruminants/diarrhea-in-neonatal-ruminants

Constable PD. Treatment of calf diarrhea: antimicrobial and ancillary treatments (Tratamento da diarreia do vitelo: tratamentos antimicrobianos e auxiliares). Vet Clin North Am Food Anim Pract. 2009 Mar;25(1):101-20, vi. doi: 10.1016/j.cvfa.2008.10.012.

Cho YI, Yoon KJ. Uma visão geral da diarreia do vitelo - etiologia infecciosa, diagnóstico e intervenção. J Vet Sci. 2014;15(1):1-17. doi: 10.4142/jvs.2014.15.1.1.

https://ew-nutrition.com/diarrhea-causes-consequences/

https://in.virbac.com/cattle/diseases/calf-diarrhea-the-causes-of-this-disease

https://www.dairyknowledge.in/dkp/article/management-calf-diarrhoea

https://www.teagasc.ie/media/website/animals/beef/dairy-beef/Segment-002-of-Section6-Calf-health.pdf

https://infonet-biovision.org/animal-health-and-disease/abortion-and-stillbirth-new/calf-white-scours-diarrhoea

Capítulo 26: Distocia em bovinos nas regiões tropicais

Introdução: A distócia, ou parto difícil, é uma preocupação significativa no manejo do gado, particularmente em regiões tropicais. Ela se refere aos desafios encontrados durante o processo de parto que podem levar a complicações tanto para a vaca quanto para o bezerro. A distócia pode resultar em trabalho de parto prolongado, sofrimento fetal e aumento das taxas de mortalidade, o que a torna uma questão crítica para os produtores de gado. Compreender as causas, a incidência, a fisiopatologia, os sintomas clínicos, o diagnóstico, o tratamento, o controlo e a prevenção da distocia é essencial para melhorar os resultados reprodutivos e garantir o bem-estar dos animais.

Tipos de Distocia

- ➢ Distocia obstrutiva: Causada por uma obstrução física no canal de parto.
- ✓ Mal posicionamento fetal: Posicionamento incorreto da barriga da perna (por exemplo, apresentação pélvica, apresentação transversal).
- ✓ Feto de tamanho grande: Um bezerro que é demasiado grande para o canal de parto (comum em novilhas ou quando há má nutrição).
- ✓ Conformação pélvica: O tamanho ou a forma inadequados da pélvis da vaca podem restringir a passagem do vitelo.
- ➢ Distocia funcional: Causada por contracções fracas ou ineficazes do útero.
- ✓ Inércia uterina: Falta de contracções suficientes para empurrar a barriga da perna para fora, o que pode dever-se a fadiga, desequilíbrios electrolíticos ou problemas hormonais.

Causas: As causas da distocia em bovinos podem ser classificadas em factores maternos e fetais.

Factores maternos:

- ➢ Tamanho pélvico: Um tamanho pélvico insuficiente em novilhas ou vacas pode levar a dificuldades durante o parto, particularmente se o vitelo for maior do que a média.
- ➢ Idade e paridade: As novilhas de primeira cria são frequentemente mais susceptíveis de sofrer de distócia devido a um desenvolvimento pélvico inadequado, enquanto as vacas mais velhas também podem sofrer complicações devido a condições relacionadas com a idade.
- ➢ Condição corporal: As vacas demasiado gordas ou magras podem enfrentar riscos acrescidos durante o parto devido a um tónus muscular ou a reservas de energia deficientes.
- ➢ Contracções uterinas: As contracções uterinas inadequadas ou ineficazes podem dificultar o progresso do trabalho de parto.

Factores fetais:

- ➢ Tamanho do feto: Bezerros maiores do que o normal, conhecidos como macrossomia, podem levar a dificuldades durante o parto.

- Apresentação anormal: A má apresentação do feto (por exemplo, posição pélvica ou lateral) pode obstruir o parto.
- Partos múltiplos: A gravidez de gémeos pode levar a um aumento das complicações durante o parto.

Factores ambientais:

- Stress térmico: Nas regiões tropicais, as temperaturas elevadas podem agravar as dificuldades de parto, afectando as contracções uterinas e a saúde em geral.
- Nutrição deficiente: Uma nutrição inadequada durante a gravidez pode afetar o crescimento fetal e a saúde materna, contribuindo para a distócia.

Incidência: A incidência de distocia em bovinos varia muito com base nas práticas de manejo, raça e condições ambientais. As estimativas sugerem que a distocia pode afetar 5-15% dos partos em bovinos de carne e até 30% em bovinos leiteiros, particularmente em rebanhos de alta produção. As regiões tropicais podem apresentar taxas mais elevadas de distocia devido aos efeitos combinados do stress térmico, deficiências nutricionais e práticas de maneio.

Fisiopatologia

- Contrações uterinas inadequadas: As contracções uterinas ineficazes podem atrasar o progresso do trabalho de parto, levando ao prolongamento do tempo de parto.
- Obstrução mecânica: As diferenças de tamanho entre o feto e a pélvis materna podem criar uma obstrução mecânica, impedindo o parto normal.
- Sofrimento fetal: A distocia prolongada pode resultar em hipoxia fetal, podendo levar a um nado-morto ou a lesões durante o parto.

Sintomas clínicos

- Trabalho de parto prolongado: Trabalho de parto que dura mais de 2-4 horas sem evolução.
- Esforço e desconforto: A vaca pode apresentar sinais de aflição, tais como esforço, vocalização ou inquietação.
- Apresentação anormal: A apresentação do feto pode ser anormal, visível externamente (por exemplo, cauda ou cascos) ou detetável durante um exame vaginal.
- Inchaço da vulva: A vulva pode ficar inchada devido a esforço prolongado ou pressão fetal.

Diagnóstico

- Historial clínico: Recolha de informações sobre o historial de partos anteriores da vaca, a duração da gestação e quaisquer sinais de aflição observados.
- Exame físico: Um exame minucioso, incluindo a verificação de apresentações anómalas, inchaço e sinais de sofrimento.
- Exame vaginal: Exame manual para determinar a apresentação, a posição e a postura do feto e avaliar o grau de dilatação cervical.

Correcções de Distocia

A distócia exige frequentemente uma intervenção imediata para garantir a segurança da vaca e do vitelo.

Parto assistido:

- ✓ Preparar o ambiente: Assegurar uma área limpa e seca para a vaca parir.
- ✓ Imobilização: Imobilizar calmamente a vaca, utilizando um cabresto e, se necessário, dispositivos de assistência para a impedir de se mexer excessivamente.
- ✓ Lubrificação: Aplicar uma lubrificação abundante (por exemplo, gel solúvel em água) para facilitar o manuseamento do vitelo e reduzir a fricção.

Manipulação manual:

- ✓ Posicionamento fetal: Se o vitelo não estiver corretamente posicionado, tente manipulá-lo para a posição correta (ou seja, cabeça e membros anteriores primeiro). Isto pode implicar a rotação da barriga da perna e o ajuste das pernas para se alinharem corretamente com o canal de parto.

Utilização de correntes de parto ou puxadores:

- ✓ Correntes de parto: Prender correntes à volta dos pés do vitelo (mesmo acima dos boletos) para ajudar a puxar.
- ✓ Técnica de tração: Aplicar uma tração firme e suave durante as contracções, deixando a vaca empurrar e puxando o vitelo a cada contração.

Intervenção veterinária:

- ✓ Consultar um veterinário: Se a situação for grave ou se os métodos anteriores não tiverem tido êxito, contactar um veterinário para obter assistência.
- ✓ Opções cirúrgicas: Em alguns casos, pode ser necessária uma cesariana, especialmente se a barriga da perna estiver numa posição que não possa ser corrigida.
- ✓ Medicamentos: Pode ser necessário administrar cálcio, glucose ou oxitocina para estimular as contracções uterinas ou melhorar os níveis de energia da vaca.

Cuidados pós-distócia:

- ✓ Monitorizar a vaca: Após o parto, monitorize a vaca para detetar sinais de retenção de placenta, infeção ou prolapso uterino.
- ✓ Apoio nutricional: Fornecer nutrição e hidratação adequadas para ajudar na recuperação.
- ✓ Cuidados com o vitelo: Assegurar que o vitelo recebe prontamente o colostro e monitorizar o seu estado de saúde.

Controlo

- ➢ Seleção genética: A seleção de reprodutores com um historial de facilidade de parto pode ajudar a reduzir a incidência de distocia.
- ➢ Controlo da nutrição: O fornecimento de uma dieta equilibrada durante a gestação pode apoiar o desenvolvimento fetal e reduzir o risco de complicações.

- Controlo regular da saúde: Os controlos veterinários de rotina e a monitorização dos sinais de distocia podem facilitar a intervenção precoce.

Prevenção

- Manejo adequado da novilha: Assegurar que as novilhas são adequadamente alimentadas e geridas para promover um desenvolvimento pélvico correto antes do primeiro parto.
- Preparação do parto: Preparação das zonas de parto com espaço adequado e acesso a assistência durante o processo de parto.
- Monitorização das condições ambientais: Implementação de medidas para atenuar o stress térmico, tais como o fornecimento de sombra e ventilação adequada.
- Educação e formação: A formação do pessoal da exploração sobre a gestão dos partos pode melhorar a preparação para partos difíceis.

Conclusão: A distocia é um desafio reprodutivo significativo para os bovinos, particularmente nas regiões tropicais, onde os factores de stress ambiental e as práticas de maneio podem exacerbar esta condição. A compreensão das causas, sintomas e estratégias de manejo eficazes é essencial para mitigar o impacto da distocia no desempenho reprodutivo e no bem-estar animal. Ao implementar uma nutrição adequada, monitorizar o parto e empregar práticas de gestão proactivas, os produtores de gado podem reduzir a incidência de distocia e melhorar a saúde geral do efetivo.

Referências

Bellows, R. A., Genho, P. C., Moore, S. A., & Chase, C. C., Jr (1996). Factores que afectam a distocia em novilhas cruzadas Brahman no sudeste subtropical dos Estados Unidos. *Journal of Animal Science*, *74*(7), 1451-1456. https://doi.org/10.2527/1996.7471451x

Madhumeet Singh, Akshay Sharma e Pravesh Kumar. Bovine dystocia - An overview. Journal of Veterinary science and zoology. 1(1): Doi: 10.31579/JVSZ/2019

Gaafar HM, Shamiah ShM, El-Hamd MA, Shitta AA, El-Din MA. Distocia em vacas Friesian e seus efeitos no desempenho reprodutivo pós-parto e na produção de leite. Trop Anim Health Prod. 2011 Jan;43(1):229-34. doi: 10.1007/s11250-010-9682-3.

Tsaousioti A, Basioura A, Praxitelous A, Tsousis G. Dystocia in Dairy Cows and Heifers: A Review with a Focus on Future Perspectives. Dairy. 2024; 5(4):655-671. https://doi.org/10.3390/dairy5040049

Tulu, Dereje, Negera, Chaluma, Distúrbios Reprodutivos do Gado no Distrito de Tole do Sudoeste da Etiópia e a sua Prevalência e Factores de Risco Associados, Avanços na Agricultura, 2022, 4806982, 9 páginas, 2022. https://doi.org/10.1155/2022/4806982

https://www.msdvetmanual.com/management-and-nutrition/management-of-reproduction-cattle/management-of-dystocia-in-cattle

https://www.pagepress.org/journals/vsd/article/view/vsd.2012.e8/6387#toc

Capítulo 27: Complicações pós-parto em bovinos

Introdução: As complicações pós-parto em bovinos podem afetar significativamente a saúde e a produtividade das vacas e de seus bezerros. O reconhecimento, a prevenção e o manejo dessas complicações são cruciais para manter a saúde do rebanho e garantir o bem-estar da mãe e da prole.

Placenta retida: A retenção de placenta ocorre quando a placenta não é expelida dentro de 12 horas após o parto.

Causas:

- ✓ Deficiências nutricionais: Níveis baixos de selénio, vitamina E ou cálcio.
- ✓ Trauma obstétrico: Um parto difícil pode provocar danos na placenta.
- ✓ Infeção: As infecções uterinas podem interferir com a separação normal da placenta.

Sinais clínicos:

- ✓ Presença visual: Partes da placenta permanecem no útero e podem ficar penduradas na vulva.
- ✓ Odor desagradável: Possíveis sinais de infeção (metrite) associados à retenção da placenta.
- ✓ Depressão ou anorexia: Sinais gerais de doença ou diminuição do apetite.

Diagnóstico:

- ✓ Exame físico e observação de membranas fetais retidas.
- ✓ Avaliação do estado geral de saúde e dos sinais de infeção.

Tratamento

- ✓ Remoção manual: Nalguns casos, o veterinário pode ter de ajudar na remoção de membranas retidas.
- ✓ Medicação: Se houver sinais de infeção, podem ser prescritos antibióticos e anti-inflamatórios.
- ✓ Tratamentos hormonais: Administração de ocitocina ou prostaglandinas para estimular as contracções uterinas e a expulsão da placenta.

Prevenção:

- ✓ Controlo nutricional: Assegurar uma suplementação adequada de selénio e vitamina E durante a gravidez.
- ✓ Manejo do parto: Minimizar o stress e as complicações durante o parto através de uma gestão e assistência adequadas.

Metrite: A metrite é a inflamação do útero, geralmente devida a uma infeção bacteriana após o parto.

Causas:

- ✓ Retenção de placenta: Aumenta o risco de infeção uterina.

- ✓ Ambiente de parto sujo: As bactérias introduzidas durante o parto podem levar a infecções.
- ✓ Má higiene: A falta de limpeza na habitação pode contribuir para a metrite.

Sinais clínicos:

- ✓ Febre: Aumento da temperatura corporal.
- ✓ Odor fétido: Odor desagradável da vulva devido a tecido necrótico.
- ✓ Depressão e anorexia: Sinais de doença sistémica.
- ✓ Corrimento vaginal: Presença de corrimento purulento (semelhante a pus).

Diagnóstico:

- ✓ Exame físico, incluindo a palpação do útero e a observação do corrimento.
- ✓ As análises ao sangue podem revelar contagens elevadas de glóbulos brancos, o que indica uma infeção.

Tratamento:

- ✓ Antibióticos: Terapia antibiótica adequada com base em recomendações veterinárias.
- ✓ Anti-inflamatórios: Para reduzir a febre e a inflamação.
- ✓ Cuidados de apoio: Assegurar uma hidratação e nutrição adequadas.

Prevenção

- ✓ Boa higiene: Manter a limpeza nas zonas de parto.
- ✓ Controlos de saúde de rotina: Monitorizar a retenção da placenta e outras complicações.

Prolapso uterino: O prolapso uterino ocorre quando o útero se vira do avesso e se projecta através da vulva, normalmente pouco depois do parto.

Causas:

- ✓ Parto difícil: Esforço excessivo durante o parto.
- ✓ Níveis baixos de cálcio: A hipocalcemia pode enfraquecer o tónus uterino.
- ✓ Factores genéticos: Certas raças podem ser predispostas.

Sinais clínicos:

- ✓ Útero visível: Útero que sobressai da vulva.
- ✓ Esforço: A vaca pode mostrar sinais de desconforto e esforço.
- ✓ Inchaço: O útero exposto pode parecer inchado ou danificado.

Diagnóstico

- ✓ Inspeção visual da vaca para confirmar o prolapso uterino.

Tratamento:

- ✓ Atenção veterinária imediata: É necessária uma intervenção urgente.
- ✓ Substituição: O veterinário substitui cuidadosamente o útero.
- ✓ Sutura ou dispositivo de retenção: Em alguns casos, podem ser utilizadas suturas ou outros dispositivos para evitar a recorrência.

- ✓ Cuidados de apoio: Antibióticos e anti-inflamatórios para prevenir infecções e promover a recuperação.

Prevenção:

- ✓ Monitorizar os níveis de cálcio: Assegurar uma gestão nutricional adequada antes do parto.
- ✓ Assistência durante partos difíceis: Prestar assistência a vacas com dificuldades durante o parto.

Febre do leite (hipocalcemia): A febre do leite é uma perturbação metabólica causada por níveis baixos de cálcio no sangue, que ocorre normalmente por altura do parto.

Causas:

- ✓ Elevada produção de leite: Aumento da necessidade de cálcio durante a lactação.
- ✓ Nutrição mineral deficiente: Níveis inadequados de cálcio ou fósforo na dieta antes do parto.

Sinais clínicos:

- ✓ Fraqueza muscular: Dificuldade em levantar-se ou mover-se.
- ✓ Tremores: Tremores ou contracções musculares.
- ✓ Abatimento: Deprimida ou com menor capacidade de reação.

Diagnóstico:

- ✓ Exame clínico e avaliação dos sinais; as análises ao sangue podem confirmar níveis baixos de cálcio.

Tratamento:

- ✓ Administração de cálcio: Injecções intravenosas ou subcutâneas de cálcio.
- ✓ Cuidados de apoio: Assegurar a hidratação e monitorizar o estado geral de saúde.

Prevenção:

- ✓ Maneio alimentar: Fornecer rações equilibradas ricas em cálcio e fósforo antes do parto.
- ✓ Monitorizar a condição corporal: Evitar a perda excessiva da condição corporal durante a lactação.

Retenção de folículos ou quistos: Os quistos do ovário pós-parto ocorrem quando os folículos não ovulam ou não se resolvem normalmente, levando a desequilíbrios hormonais.

Causas:

- ✓ O stress: Os ambientes de elevado stress podem perturbar os ciclos hormonais normais.
- ✓ Deficiências nutricionais: Os desequilíbrios na dieta podem afetar a saúde reprodutiva.

Sinais clínicos:

- ✓ Ciclos estrais irregulares: Anestro ou ciclos de cio irregulares.
- ✓ Não conseguir engravidar: Dificuldade em engravidar.

Diagnóstico:

- ✓ Exame de ultra-sons para visualizar as estruturas dos ovários.

Tratamento:

- ✓ Terapia hormonal: Administrar prostaglandinas ou gonadotrofinas para induzir a ovulação ou resolver quistos.
- ✓ Cuidados de apoio: Melhorar a nutrição e gerir os factores de stress.

Prevenção:

- ✓ Controlo nutricional: Assegurar uma alimentação equilibrada durante e após a gravidez.
- ✓ Reduzir o stress: Proporcionar um ambiente calmo e práticas de manuseamento adequadas.

Conclusão: As complicações pós-parto podem afetar significativamente a saúde e a produtividade do gado. Ao reconhecer os sinais e compreender as causas destas complicações, os criadores podem tomar medidas preventivas e implementar estratégias de tratamento eficazes. Os cuidados veterinários regulares, uma boa nutrição e um maneio adequado do parto são essenciais para minimizar os riscos associados às complicações pós-parto.

Referências

Vergara, C. F., Döpfer, D., Cook, N. B., Nordlund, K. V., McArt, J. A., Nydam, D. V., & Oetzel, G. R. (2014). Fatores de risco para problemas pós-parto em vacas leiteiras: modelagem explicativa e preditiva. Journal of dairy science, 97(7), 4127-4140. https://doi.org/10.3168/jds.2012-6440

https://www.farmhealthonline.com/disease-management/cattle-diseases/post-partum-conditions/

https://basu.org.in/wp-content/uploads/2020/04/Vet-Obst-Lecture-12-Postpartum-complications-in-large-domestic-animals.pdf

Sheldon IM, Williams EJ, Miller AN, Nash DM, Herath S. Uterine diseases in cattle after parturition (Doenças uterinas em bovinos após o parto). Vet J. 2008 Apr;176(1):115-21. doi: 10.1016/j.tvjl.2007.12.031.

https://www.mcgill.ca/research/files/research/dc-406_post_partum_care_of_dairy_cattle.pdf

https://www.slideshare.net/DrGovindNarayanPuroh/vet-obst-lecture-12-postpartum-complications-in-large-domestic-animals

Semenov VG, Tyurin VG, Smirnov AM, Kuznetsov AF, Larionov GA, Mudarisov RM e Ivanova TN. Prevenção de complicações pós-parto e gestão das qualidades reprodutivas das vacas com a utilização da biopreparação Prevention-N-BS. IOP Conf. Series: Ciências da Terra e do Ambiente 604 (2020) 012017. doi:10.1088/1755-1315/604/1/012017

https://extension.uga.edu/publications/detail.html?number=B1211&title=solving-postpartum-breeding-problems

Capítulo 28: Retenção de placenta em bovinos

Introdução: A retenção de placenta (RP) em bovinos é uma condição em que a placenta não é expelida do útero dentro de 12 horas após o parto. Isto pode levar a vários problemas de saúde, incluindo infecções, falhas reprodutivas e redução da produção de leite. Nas regiões tropicais, onde os factores ambientais podem complicar ainda mais a saúde dos bovinos, a incidência de retenção de placenta pode ser mais elevada, exigindo estratégias de gestão eficazes.

Causas: Vários factores podem contribuir para a retenção de placenta em bovinos, particularmente em climas tropicais.

- Deficiências nutricionais: As deficiências em nutrientes essenciais, particularmente as vitaminas A e E e minerais como o selénio e o cálcio, podem prejudicar a capacidade da vaca para expulsar a placenta.
- Factores de stress: Temperaturas ambientais elevadas, humidade e más condições de alojamento podem stressar os bovinos, afectando a sua saúde reprodutiva e aumentando a probabilidade de RP.
- Infecções: As infecções bacterianas, particularmente as que afectam o trato reprodutivo, podem interferir com os processos normais de parto e expulsão da placenta.
- Distócia: Um parto difícil (distócia) pode levar a traumas no útero ou a desequilíbrios hormonais, aumentando o risco de retenção da placenta.
- Partos múltiplos: As vacas que dão à luz gémeos ou vitelos múltiplos correm um maior risco de retenção da placenta devido ao aumento do tamanho e do peso da placenta.
- Desequilíbrios hormonais: Níveis inadequados de hormonas como a oxitocina e as prostaglandinas, que são essenciais para as contracções uterinas e a expulsão da placenta, podem contribuir para a PR.

Incidência: A incidência de retenção de placenta pode variar com base em vários factores, incluindo a raça, a idade e as práticas de maneio. Em regiões tropicais, a incidência pode ser maior devido à prevalência de stress térmico e deficiências nutricionais. As estimativas indicam que a retenção de placenta ocorre em aproximadamente 5-15% das vacas leiteiras em rebanhos bem geridos, mas este valor pode aumentar significativamente em condições adversas.

Fisiopatologia: A fisiopatologia da retenção da placenta envolve uma interação complexa de factores hormonais, nutricionais e ambientais.

- Contracções uterinas: Após o parto, o útero contrai-se para expulsar a placenta. Se as contracções forem insuficientes ou deficientes, a placenta pode permanecer presa.
- Infeção: A presença de infecções bacterianas pode levar à inflamação e necrose dos anexos da placenta, impedindo o seu descolamento.

- Estado nutricional: O estado nutricional de uma vaca afecta a sua resposta imunitária e a saúde uterina, influenciando a probabilidade de RP.
- Factores de stress ambiental: As temperaturas e a humidade elevadas podem levar a uma diminuição da ingestão de alimentos e a perturbações metabólicas, prejudicando a capacidade da vaca para expulsar a placenta.

Sintomas clínicos: As vacas com retenção de placenta podem apresentar vários sinais clínicos.

- Expulsão retardada: A placenta fica retida por mais de 12 horas após o parto.
- Odor fétido: A presença de um corrimento de odor desagradável na vulva, indicando uma potencial infeção.
- Febre: Aumento da temperatura corporal devido a uma infeção uterina (metrite).
- Depressão e anorexia: As vacas podem parecer letárgicas e apresentar uma diminuição do apetite.
- Má produção de leite: Redução da produção de leite devido a stress e infeção.

Diagnóstico

- Exame clínico: Um veterinário efectuará um exame físico para avaliar o estado de saúde da vaca e verificar a presença de retenção de placenta.
- Ecografia: Em alguns casos, a ecografia pode ser utilizada para visualizar o útero e confirmar a presença de tecido retido.
- Testes laboratoriais: As análises ao sangue podem ajudar a identificar infecções subjacentes ou deficiências nutricionais.

Tratamento

- Remoção manual: Se a placenta ainda estiver intacta e não estiver infetada, o veterinário pode tentar removê-la manualmente em condições estéreis.
- Medicamentos: Poderá ser necessário administrar hormonas como a oxitocina para estimular as contracções uterinas ou antibióticos para tratar eventuais infecções.
- Cuidados de apoio: Fornecimento de fluidos intravenosos, medicamentos anti-inflamatórios e apoio nutricional para melhorar a saúde geral e a recuperação da vaca.
- Controlo: Observação atenta de sinais de metrite ou outras complicações após o tratamento.

Controlo

- Maneio nutricional: Assegurar que as vacas recebem uma dieta equilibrada rica em vitaminas e minerais, especialmente na altura do parto.
- Redução do stress: Proporcionar alojamento, sombra e ventilação adequados para minimizar o stress térmico, especialmente nas regiões tropicais.
- Práticas de higiene: Manter a limpeza nas zonas de parto para reduzir o risco de infecções.

Prevenção

- Nutrição pré-parto: Melhorar o estado nutricional das vacas prenhes nas semanas que antecedem o parto.
- Cuidados veterinários de rotina: Os exames de saúde regulares, as vacinas e a desparasitação podem ajudar a prevenir infecções que possam contribuir para a RP.
- Monitorização da distócia: A intervenção precoce em casos de distócia pode reduzir o risco de retenção da placenta.
- Educação e formação: Formar o pessoal da exploração sobre o maneio adequado do parto e os sinais de retenção da placenta para garantir uma intervenção atempada.

Conclusão: A retenção de placenta é uma preocupação significativa nos bovinos, particularmente em regiões tropicais onde os factores ambientais podem exacerbar o problema. Ao compreenderem as suas causas, sintomas e práticas de maneio, os produtores de leite podem reduzir a incidência de retenção da placenta e melhorar a saúde e a produtividade gerais dos seus efectivos. A implementação de boas práticas nutricionais, de gestão e veterinárias é fundamental para prevenir esta condição e garantir o bem-estar das vacas.

Referências

Charles Guard. 1999. Retenção de Placenta: Causes and Treatments. Advances in Dairy Technology. 11: 81-86.

https://www.msdvetmanual.com/reproductive-system/retained-fetal-membranes-in-large-animals-retained-placenta/retained-fetal-membranes-in-cows

https://www.partners-in-reproduction.com/diseases-disorders/peri-partum-disorders/retained-placenta/

https://www.thecattlesite.com/diseaseinfo/232/retained-placenta

https://vetext.vetmed.ucdavis.edu/sites/g/files/dgvnsk5616/files/local_resources/pdfs/pdfs_beef/cca0803-retained-placenta.pdf

https://www.farmhealthonline.com/disease-management/cattle-diseases/retained-placenta/

Eppe, J., Lowie, T., Opsomer, G., Hanley-Cook, G., Meesters, M., & Bossaert, P. (2021). Protocolos de tratamento e gestão de membranas fetais retidas em bovinos por médicos rurais na Bélgica. Medicina veterinária preventiva, 188, 105267. https://doi.org/10.1016/j.prevetmed.2021.105267

Hanzen C, Rahab H. Propaedeutic and Therapeutic Practices Used for Retained Fetal Membranes by Rural European Veterinary Practitioners. Animals (Basel). 2024 Mar 29;14(7):1042. doi: 10.3390/ani14071042.

Yusuf JJ, 2016. Uma revisão sobre a retenção de placenta em gatas leiteiras. Inter J Vet Sci, 5(4): 200-207.

Capítulo 29: Prolapso uterino em bovinos

Introdução: O prolapso uterino é uma condição reprodutiva grave em bovinos, em que o útero vira parcial ou totalmente para dentro e se projeta através da vulva após o parto. Esta condição pode levar a complicações significativas, incluindo infeção, hemorragia e até mesmo a morte se não for tratada prontamente. O prolapso uterino é mais comum em certas regiões, incluindo zonas tropicais, devido a factores ambientais e de gestão específicos que podem exacerbar a doença.

Causas:

- Distocia: Um parto difícil ou um trabalho de parto prolongado pode resultar numa pressão excessiva sobre o útero, levando a um prolapso. Isto é particularmente comum em novilhas ou vacas com vitelos grandes.
- Factores hormonais: Alterações hormonais anormais durante o período periparto podem afetar o tónus e a contração normais dos músculos uterinos, predispondo as vacas ao prolapso.
- Inércia uterina e vaginal: A fraqueza dos músculos uterinos ou do pavimento pélvico pode levar a uma fraca sustentação do útero, especialmente após o parto.
- Deficiências nutricionais: Uma alimentação deficiente, em particular deficiências em cálcio e fósforo, pode enfraquecer os músculos uterinos e contribuir para o risco de prolapso.
- Paridade elevada: As vacas mais velhas ou as que tiveram gestações múltiplas podem ser mais propensas ao prolapso uterino devido ao enfraquecimento das estruturas de suporte pélvico.
- Stress ambiental: O stress térmico, comum nas regiões tropicais, pode levar a um aumento da incidência de prolapso uterino, uma vez que pode exacerbar os problemas metabólicos e afetar o tónus muscular.

Incidência: A incidência de prolapso uterino pode variar muito em função das práticas de maneio, da raça e das condições ambientais. Em regiões tropicais, fatores como estresse térmico, manejo nutricional deficiente e a prevalência de distocia podem levar a uma maior incidência de prolapso uterino. Relatos sugerem que o prolapso uterino pode ocorrer em aproximadamente 1-10% dos partos, particularmente em novilhas e vacas com fatores de risco.

Fisiopatologia: A fisiopatologia do prolapso uterino envolve vários factores interligados.

- Aumento da pressão intra-abdominal: Durante o parto, o aumento da pressão do feto e as contracções uterinas podem levar à inversão do útero, especialmente se a vaca estiver a esforçar-se excessivamente.
- Suportes uterinos enfraquecidos: As alterações hormonais e as deficiências nutricionais podem enfraquecer as estruturas pélvicas e uterinas, tornando-as mais susceptíveis ao prolapso.

- Tónus muscular comprometido: A falta de tónus uterino adequado pode impedir que o útero volte à sua posição normal após o parto.
- Infeção e inflamação: Após o prolapso, a exposição ao ambiente pode levar a uma infeção e inflamação, complicando ainda mais a condição.

Sintomas clínicos: As vacas com prolapso uterino podem apresentar vários sinais clínicos.

- Protrusão do útero: O sinal mais óbvio é a protrusão visível do útero através da vulva. O útero pode parecer inchado e vermelho, frequentemente coberto por uma membrana mucosa.
- Esforço: As vacas podem mostrar sinais de esforço ou desconforto ao tentarem expulsar o útero.
- Corrimento anormal: Pode estar presente um corrimento com mau cheiro, indicando infeção.
- Depressão e anorexia: As vacas afectadas podem parecer letárgicas e perder o interesse pela comida.
- Sinais de choque: Em casos graves, as vacas podem apresentar sinais de choque, incluindo respiração rápida, aumento do ritmo cardíaco e fraqueza.

Diagnóstico

- Exame visual: A observação da protrusão do útero através da vulva confirma o diagnóstico.
- Exame físico: O veterinário efectuará um exame físico completo, avaliando o estado da vaca, o tecido uterino e a saúde geral.
- Avaliação do historial médico: A avaliação do historial de partos da vaca e de quaisquer complicações anteriores pode fornecer informações sobre os factores de risco do prolapso.

Tratamento: O tratamento imediato é essencial para evitar complicações associadas ao prolapso uterino.

- Substituição manual: O primeiro passo no tratamento consiste em recolocar suavemente o útero na sua posição normal. Este procedimento deve ser efectuado com cuidado e, idealmente, sob a supervisão de um veterinário.
- Antibióticos: A administração de antibióticos pode ajudar a controlar ou prevenir a infeção após o prolapso.
- Medicamentos anti-inflamatórios: Podem ser administrados medicamentos anti-inflamatórios não esteróides (AINEs) para reduzir a dor e a inflamação.
- Cuidados de apoio: O fornecimento de fluidos e de apoio nutricional é essencial para ajudar a vaca a recuperar.
- Intervenção cirúrgica: Em casos graves em que a substituição manual não é bem sucedida, pode ser necessária uma intervenção cirúrgica para corrigir o prolapso.

Controlo: O controlo da incidência do prolapso uterino envolve várias práticas de gestão.

- Gestão adequada do parto: Monitorizar de perto as vacas durante o processo de parto para ajudar a dificultar os partos rapidamente.
- Controlo nutricional: Assegurar que as vacas recebem uma dieta equilibrada com minerais e vitaminas adequados para apoiar a saúde uterina e o tónus muscular.
- Controlos de saúde regulares: Os exames veterinários de rotina podem ajudar a identificar e a gerir quaisquer problemas de saúde subjacentes antes que estes conduzam a complicações.
- Gestão do stress térmico: Implementar estratégias para reduzir o stress térmico em ambientes tropicais, tais como o fornecimento de sombra, ventilação adequada e água potável fresca.

Prevenção: A prevenção do prolapso uterino pode ser conseguida através de estratégias de gestão proactivas.

- Adequação nutricional: Fornecer um regime alimentar equilibrado que satisfaça as necessidades nutricionais das vacas prenhes, incluindo uma quantidade adequada de cálcio e fósforo.
- Cuidados antes do parto: Aplicar boas práticas de cuidados pré-parto, incluindo monitorização regular e controlos veterinários para identificar potenciais complicações.
- Práticas de abate: O abate de vacas com historial de problemas reprodutivos ou prolapsos anteriores pode ajudar a reduzir a incidência na manada.
- Formação e educação: Formar o pessoal da exploração em técnicas de parto corretas e em sinais de complicações para garantir uma intervenção atempada.

Conclusão: O prolapso uterino é uma preocupação significativa em bovinos, particularmente em regiões tropicais onde os factores ambientais podem exacerbar a condição. A compreensão das suas causas, sinais clínicos e práticas de maneio eficazes é crucial para a prevenção e tratamento desta doença grave. Ao implementar medidas pró-activas, os produtores de leite podem melhorar a saúde e a produtividade dos seus rebanhos, reduzindo simultaneamente a incidência de prolapso uterino.

Potter, T. (2008), Prolapse of the uterus in the cow (Prolapso do útero na vaca). Livestock, 13: 25-28. https://doi.org/10.1111/j.2044-3870.2008.tb00143.x

https://www.msdvetmanual.com/reproductive-system/uterine-prolapse-and-eversion/uterine-prolapse-and-eversion-in-animals

https://www.ndvsu.org/images/StudyMaterials/Gynae/Uterine-Prolapse-in-Cows.pdf

https://en.wikipedia.org/wiki/Bovine_uterine_prolapse

Miesner, M. D., & Anderson, D. E. (2008). Manejo do prolapso uterino e vaginal em bovinos. As clínicas veterinárias da América do Norte. Food animal practice, 24(2), 409-ix. https://doi.org/10.1016/j.cvfa.2008.02.008

artin AD, Groseth PK, Munthe-Kaas M, Nødtvedt A. Treatment and survival of Norwegian cattle after uterine prolapse (Tratamento e sobrevivência de bovinos noruegueses após prolapso uterino). Ata Vet Scand. 2023 Sep 11;65(1):38. doi: 10.1186/s13028-023-00701-1.

https://www.msdvetmanual.com/reproductive-system/vaginal-and-cervical-prolapse/vaginal-and-cervical-prolapse-in-cattle-and-sheep

Capítulo 30: Inércia uterina em bovinos

Introdução: A inércia uterina é uma condição caracterizada pela falta de contrações uterinas durante o parto, o que pode levar a dificuldades no nascimento do feto. Esta condição apresenta riscos significativos tanto para a vaca quanto para o bezerro, incluindo trabalho de parto prolongado, sofrimento fetal e aumento das chances de cesariana ou outras intervenções. Nas regiões tropicais, onde os factores de stress ambiental e as práticas de gestão podem complicar ainda mais a saúde reprodutiva, a compreensão da inércia uterina é crucial para uma gestão eficaz do gado.

Causas

- Deficiências nutricionais: Uma nutrição inadequada durante a gravidez, particularmente deficiências de energia, proteínas, cálcio e outros minerais essenciais, pode enfraquecer os músculos uterinos, reduzindo a sua capacidade de contração eficaz.
- Condição corporal: As vacas com condição corporal excessiva (excesso de peso) ou inadequada (peso insuficiente) têm maior probabilidade de sofrer de inércia uterina. As vacas com excesso de condição corporal podem ter depósitos de gordura em excesso que interferem com as contracções normais, enquanto as vacas com condição corporal insuficiente podem não ter as reservas de energia necessárias.
- Idade e paridade: As vacas mais velhas ou as que têm vários partos (paridade elevada) podem sofrer alterações na musculatura ou no tónus uterino, levando a uma diminuição da contratilidade. As novilhas primíparas (primeira parição) também podem ter dificuldades com as contracções devido à inexperiência.
- Desequilíbrios hormonais: As contracções uterinas normais dependem de um equilíbrio preciso de hormonas, incluindo a oxitocina e as prostaglandinas. As perturbações dos níveis hormonais, possivelmente devidas ao stress ou a perturbações metabólicas, podem resultar em inércia uterina.
- Stress ambiental: As condições tropicais, como as altas temperaturas e a humidade, podem stressar o gado, levando a alterações hormonais que podem prejudicar as contracções uterinas.
- Infecções e doenças: Certas infecções, como a endometrite ou a metrite, podem comprometer a capacidade de contração eficaz do útero.
- Factores fetais: Fetos grandes ou apresentações anormais (por exemplo, bezerros mal posicionados) podem colocar tensão adicional nos músculos uterinos, potencialmente levando à inércia.

Incidência: A incidência de inércia uterina em bovinos varia muito em função das práticas de maneio, da nutrição e das condições ambientais. É mais frequentemente observada em manadas geridas de forma intensiva, onde prevalecem os défices nutricionais. Os relatórios sugerem que a inércia uterina pode afetar uma percentagem significativa de partos, particularmente em rebanhos que sofrem de stress nutricional ou desafios ambientais típicos de regiões tropicais.

Fisiopatologia

- Controlo hormonal: As contracções uterinas são reguladas por hormonas como a oxitocina, que estimula as contracções, e as prostaglandinas, que ajudam na dilatação do colo do útero e nas contracções uterinas. As perturbações na secreção ou na ação destas hormonas podem levar a uma diminuição da contratilidade.
- Estado dos músculos: O estado físico dos músculos uterinos é fundamental. Os défices nutricionais podem levar à atrofia muscular ou à diminuição do tónus, o que reduz a capacidade do útero para se contrair eficazmente durante o parto.
- Factores neurológicos: O sistema nervoso desempenha um papel na coordenação das contracções. O stress ou perturbações no sistema nervoso central podem interferir com a função uterina normal.

Sintomas clínicos

- Trabalho de parto prolongado: O sintoma mais significativo de inércia uterina é um trabalho de parto prolongado ou estagnado, em que a vaca pode mostrar sinais de esforço sem produzir qualquer progresso no parto.
- Contracções fracas: Observações de contracções fracas ou ineficazes durante o parto, levando a pouca ou nenhuma dilatação cervical.
- Sofrimento fetal: Sinais de sofrimento fetal, como batimentos cardíacos anormais ou mudanças na posição fetal, podem ser observados enquanto o bezerro se esforça para nascer.
- Sinais de stress: A vaca pode apresentar sinais de stress, tais como transpiração excessiva, inquietação e vocalização.

Diagnóstico

- Historial e exame clínico: Recolha de informações pormenorizadas sobre o historial de partos da vaca, o seu estado nutricional e quaisquer sinais de problemas reprodutivos anteriores.
- Exame físico: O veterinário pode efetuar um exame físico, incluindo um exame rectal para avaliar o estado do útero e palpar o feto.
- Monitorização do parto: A observação da evolução do trabalho de parto, incluindo a frequência e a força das contracções, pode ajudar a determinar se existe inércia.
- Ultrassom: Em alguns casos, a ecografia pode ser utilizada para avaliar a posição fetal e quaisquer anomalias que possam contribuir para a inércia.

Tratamento

- Terapia hormonal: A administração de oxitocina pode estimular as contracções uterinas e promover um trabalho de parto eficaz. Também podem ser administradas prostaglandinas para ajudar nas contracções uterinas.
- Apoio nutricional: Fornecer uma nutrição adequada antes e depois do parto pode ajudar a apoiar o tónus muscular e a saúde em geral.
- Assistência manual: Em alguns casos, pode ser necessária uma intervenção veterinária para ajudar a parir o vitelo se a inércia persistir apesar dos tratamentos hormonais.
- Tratamento das condições subjacentes: É essencial tratar quaisquer infecções subjacentes ou perturbações metabólicas que possam contribuir para a inércia uterina.

Controlo

- Maneio nutricional: Assegurar que as vacas recebem uma dieta equilibrada que satisfaz as suas necessidades nutricionais, particularmente durante o período final da gestação, pode ajudar a manter uma função uterina adequada.
- Controlo regular: Os controlos de rotina das vacas prenhes, especialmente quando se aproxima a data prevista para o parto, podem ajudar a identificar precocemente potenciais problemas.
- Gestão do stress: A implementação de práticas para reduzir o stress ambiental e de manuseamento pode ajudar a melhorar a saúde reprodutiva geral.

Prevenção

- Nutrição adequada: O fornecimento de alimentos de alta qualidade que satisfaçam as necessidades energéticas, proteicas e minerais das vacas prenhes é crucial para apoiar a saúde uterina.
- Controlos de saúde regulares: Os cuidados veterinários de rotina e a monitorização de sinais de problemas de saúde reprodutiva podem ajudar a resolver potenciais problemas antes que estes conduzam à inércia.
- Gestão eficaz da reprodução: A implementação de um programa de reprodução estruturado, incluindo a seleção cuidadosa dos reprodutores e a monitorização das gestações, pode ajudar a melhorar os resultados reprodutivos.
- Educação e formação: A formação do pessoal das explorações agrícolas sobre os sinais de parto e o parto pode melhorar as práticas de gestão e melhorar os resultados.

Conclusão: A inércia uterina é um desafio reprodutivo significativo para os bovinos, particularmente em regiões tropicais onde os factores de stress ambiental e as deficiências nutricionais podem ter impacto na saúde reprodutiva. Compreender as causas, os sintomas e as estratégias de manejo eficazes é essencial para prevenir e tratar essa condição. Ao implementar um manejo nutricional adequado, monitoramento e práticas proativas de saúde do rebanho, os produtores de gado podem reduzir a incidência de inércia uterina e melhorar o desempenho reprodutivo geral de seus rebanhos.

https://www.nadis.org.uk/disease-a-z/cattle/calving-module/calving-part-2-calving-problemsdystocia/#:~:text=Uterine%20inertia%20is%20not%20uncommon,the%20calf%20is%20already%20dead.

https://en.wikivet.net/Uterine_Inertia

http://www.agritech.tnau.ac.in/expert_system/cattlebuffalo/Obstetrics%20and%20Gynecological%20conditions.html

Govind Narayan Purohit, Yogesh Barolia, Chandra Shekhar e Pramod Kumar. 2011. Maternal dystocia in cows and buffaloes: a review. Open Journal of Animal Sciences. 1(2): 41-53.

Capítulo 31: Endometrite clínica e subclínica em bovinos

Introdução: A endometrite é uma inflamação do endométrio, o revestimento interno do útero, e é um problema reprodutivo comum em bovinos, particularmente no pós-parto. A endometrite subclínica (SCE) refere-se a uma forma mais ligeira de endometrite que não apresenta sinais clínicos evidentes, mas que pode, ainda assim, afetar negativamente o desempenho reprodutivo. Ambas as condições têm implicações económicas significativas para os produtores de leite e de carne, particularmente em regiões tropicais onde os factores ambientais podem exacerbar os problemas de saúde reprodutiva.

Causas

- Infecções bacterianas: Os agentes patogénicos mais comuns associados à endometrite incluem *Escherichia coli*, *Trueperella pyogenes*, *Fusobacterium necrophorum* e *Streptococcus spp.* Estas infecções podem ocorrer durante o parto ou devido à retenção das membranas fetais.
- Placenta retida: A retenção da placenta pode levar a uma infeção e subsequente endometrite.
- Má higiene: As condições insalubres nas zonas de parto podem aumentar o risco de infecções bacterianas, contribuindo para a endometrite.
- Deficiências nutricionais: Uma nutrição inadequada pode enfraquecer o sistema imunitário, tornando a vaca mais suscetível a infecções.
- Desequilíbrios hormonais: As perturbações hormonais podem afetar a saúde uterina e contribuir para o desenvolvimento de endometrite.
- Factores de stress: Os factores de stress ambiental, como o stress térmico, podem prejudicar a função imunitária e agravar os problemas reprodutivos.
- Outros problemas de saúde: As doenças sistémicas e o mau estado geral de saúde podem predispor os bovinos a infecções do trato reprodutivo.

Incidência: A incidência de endometrite e endometrite subclínica pode ser elevada em regiões tropicais, particularmente após o parto. Factores como temperaturas ambiente elevadas, humidade e práticas de maneio podem aumentar a prevalência destas condições. A investigação indica que até 30-40% das vacas podem sofrer de endometrite após o parto, sendo uma parte notável subclínica.

Fisiopatologia: A fisiopatologia da endometrite envolve interações complexas entre os agentes infecciosos e a resposta imunitária do hospedeiro.

- Resposta inflamatória: A infeção desencadeia uma resposta inflamatória no útero, levando a um aumento da produção de mediadores inflamatórios e ao recrutamento de células imunitárias. Isto pode resultar em danos nos tecidos e numa função uterina prejudicada.
- Acumulação de fluidos: Na endometrite, o lúmen uterino pode encher-se de exsudado inflamatório, afectando o tónus uterino e aumentando o risco de infeção adicional.

- Impacto na fertilidade: Tanto a endometrite clínica como a subclínica podem provocar perturbações nos ciclos estrais, atrasos na ovulação e taxas de conceção mais baixas, afectando negativamente o desempenho reprodutivo global.

Sintomas clínicos

Endometrite clínica: Descarga purulenta da vagina, odor desagradável do útero, temperatura corporal elevada, redução da ingestão de alimentos e mal-estar geral e incapacidade de conceber após a reprodução.

Endometrite subclínica: Não há sinais visíveis de doença. Pode apresentar ciclos estrais irregulares ou intervalos entre cios prolongados. A redução da taxa de fertilidade pode ser a única indicação da doença.

Diagnóstico

- Exame clínico: Avaliação do historial da vaca, incluindo a data do parto, o desempenho reprodutivo e quaisquer sinais de doença.
- Exame vaginal: O exame manual pode revelar a presença de corrimento purulento em casos clínicos.
- Ultrassom: A ecografia transrectal pode ser utilizada para visualizar as condições uterinas, avaliar a acumulação de fluidos e a atividade ovárica.
- Exame citológico: Podem ser colhidas zaragatoas uterinas para avaliação citológica, identificando células inflamatórias e agentes patogénicos.
- Cultura: As culturas bacterianas do fluido uterino podem ajudar a identificar os agentes causadores da infeção.

Tratamento

- Terapia com antibióticos: A administração de antibióticos de largo espetro para combater infecções bacterianas específicas pode ser eficaz, especialmente na endometrite clínica.
- Tratamento hormonal: Podem ser utilizadas prostaglandinas para facilitar as contracções uterinas e ajudar a expulsar os fluidos ou tecidos retidos.
- Cuidados de apoio: Fornecer uma nutrição adequada e minimizar o stress pode melhorar as taxas de recuperação.
- Intervenção cirúrgica: Em casos graves, podem ser necessários procedimentos cirúrgicos para remover o tecido necrótico ou tratar as complicações.
- Medicamentos anti-inflamatórios: Podem ser prescritos anti-inflamatórios não esteróides (AINEs) para reduzir a inflamação e a dor.

Controlo

- Melhorar a higiene: Manter as zonas de parto limpas e secas para minimizar a exposição a agentes infecciosos.
- Manejo nutricional adequado: Assegurar que os bovinos recebem uma dieta equilibrada que satisfaça as suas necessidades energéticas, proteicas e minerais.
- Gestão do stress térmico: Implementação de medidas para atenuar o stress térmico, tais como o fornecimento de sombra e ventilação adequada.

- Controlo regular da saúde: Os controlos veterinários de rotina e a monitorização de sinais de problemas de saúde reprodutiva podem facilitar a intervenção precoce.

Prevenção

- Gestão do parto: Implementação de boas práticas de parto, incluindo assistência imediata durante partos difíceis e atenção imediata à placenta retida.
- Vacinação: As vacinas contra agentes patogénicos específicos associados a doenças reprodutivas podem ajudar a reduzir a incidência de infecções.
- Estratégias nutricionais: Fornecer uma nutrição adequada durante o período de transição (antes e depois do parto) para reforçar a função imunitária.
- Cuidados veterinários regulares: As avaliações de rotina da saúde reprodutiva podem ajudar a identificar e gerir potenciais problemas antes que estes conduzam à endometrite.
- Educação e formação: A formação do pessoal das explorações agrícolas sobre as melhores práticas de gestão reprodutiva pode melhorar a saúde e a produtividade geral do efetivo.

Conclusões: A endometrite e a endometrite subclínica são problemas significativos de saúde reprodutiva em bovinos, particularmente em regiões tropicais onde os factores de stress ambiental e as práticas de gestão podem aumentar a sua prevalência. A compreensão das causas, dos sintomas e das estratégias de gestão eficazes é crucial para mitigar estas condições. Ao implementar um manejo nutricional adequado, melhorar a higiene e manter práticas proativas de saúde do rebanho, os produtores de gado podem melhorar o desempenho reprodutivo e reduzir a incidência de endometrite em seus rebanhos.

Referências

https://www.msdvetmanual.com/reproductive-system/uterine-diseases-in-production-animals/endometritis-in-production-animals

Rahim Ahmadi, M. (2023). Endometrite subclínica em bovinos leiteiros. IntechOpen. doi: 10.5772/intechopen.112030

Krasniqi K, Black N, Williams E, Bogado Pascottini O, Thornton S, Quenby S, Odendaal J. Lessons learned from bovine subclinical endometritis: Uma revisão sistemática que explora a sua potencial relevância para a endometrite crónica nas mulheres. Reprod Fertil. 2024 May 1;5(2):e230035. doi: 10.1530/RAF-23-0035.

Angel Quintela Arias, L., Vigo Fernández, M., José Becerra González, J., Barrio López, M., & José García Herradón e Ana Isabel Peña Martínez, P. (2018). Endometrite subclínica em bovinos leiteiros. IntechOpen. doi: 10.5772/intechopen.80229

Bogado Pascottini, O., LeBlanc, S. J., Gnemi, G., Leroy, J. L. M. R., & Opsomer, G. (2023). Génese da endometrite clínica e subclínica em vacas leiteiras. Reproduction (Cambridge, Inglaterra), 166(2), R15-R24. https://doi.org/10.1530/REP-22-0452

Barański, W., Zduńczyk, S., Tobolski, D. et al. Resultados de fertilidade em vacas com endometrite subclínica após a cura clínica da endometrite clínica. Ir Vet J 77, 20 (2024). https://doi.org/10.1186/s13620-024-00281-0

Paiano, R. B., Moreno, L. Z., Gomes, V. T. M., Parra, B. M., Barbosa, M. R., Sato, M. I. Z., Bonilla, J., Pugliesi, G., Baruselli, P. S., & Moreno, A. M. (2022). Avaliação dos principais patógenos associados à endometrite clínica e subclínica em vacas por cultura e identificação por espetrometria de massa MALDI-TOF. Journal of dairy science, 105(4), 3367-3376. https://doi.org/10.3168/jds.2021-20642

Barański, W., Podhalicz-Dzięgielewska, M., Zduńczyk, S., & Janowski, T. (2012). O diagnóstico e a prevalência de endometrite subclínica em vacas avaliadas por diferentes limiares citológicos. Theriogenology, 78(9), 1939-1947. https://doi.org/10.1016/j.theriogenology.2012.07.018

Capítulo 32: Piometra em bovinos

Introdução: A piometra é uma condição reprodutiva grave em bovinos, caracterizada pelo acúmulo de pus na cavidade uterina. Ocorre normalmente em vacas que tiveram um ciclo estral recente e pode ter implicações significativas no desempenho reprodutivo, na saúde e na produtividade dos bovinos.

Causas

- Desequilíbrios hormonais: A condição está frequentemente associada a um desequilíbrio nas hormonas reprodutivas, particularmente quando os níveis de progesterona são anormalmente elevados. Isto pode ocorrer após uma fase prolongada do corpo lúteo (CL), especialmente após um cio silencioso ou após uma reprodução mal sucedida.
- Retenção de membranas fetais: A retenção da placenta ou das membranas fetais pode levar a uma infeção e inflamação, resultando em piometria.
- Infecções uterinas: As infecções bacterianas, frequentemente devidas a organismos como *Escherichia coli*, *Trueperella pyogenes* e *Fusobacterium necrophorum*, podem levar ao desenvolvimento de piometria, particularmente em casos de endometrite.
- Más práticas de gestão: As condições insalubres de parto e a falta de cuidados veterinários adequados podem aumentar o risco de infecções uterinas.
- Complicações pós-parto: As vacas que sofrem complicações durante ou após o parto podem ser mais susceptíveis à piometria.
- Idade e paridade: As vacas mais velhas ou as que têm gravidezes múltiplas podem ter uma maior incidência de piometra.

Incidência: A incidência de piometra nos bovinos varia com base nas práticas de maneio, higiene e condições ambientais. Nas regiões tropicais, onde as temperaturas elevadas e a humidade podem stressar o gado, a incidência de distúrbios reprodutivos, incluindo a piometria, pode ser mais elevada. As estimativas sugerem que a piometria pode afetar cerca de 5-20% dos bovinos em alguns rebanhos, particularmente naqueles com uma gestão reprodutiva deficiente.

Fisiopatologia

- Influência hormonal: A exposição prolongada à progesterona sem cio subsequente pode fazer com que o revestimento endometrial prolifere e se torne mais suscetível à infeção.
- Infeção e inflamação: A cavidade uterina fica infetada, levando a uma inflamação e acumulação de pus. A resposta imunitária tenta eliminar a infeção, mas se o desequilíbrio hormonal subjacente não for corrigido, a doença pode persistir.

- Acumulação de fluidos: A combinação de infeção e influência hormonal resulta na acumulação de material purulento no útero, que pode distender significativamente a cavidade uterina.
- Impacto na fertilidade: A piometria pode levar à infertilidade ou a uma diminuição das taxas de conceção devido ao ambiente uterino pouco saudável e ao potencial de doença sistémica.

Sintomas clínicos

- Corrimento vaginal com mau cheiro: Este é um sintoma caraterístico e pode variar de seroso a purulento.
- Aumento do útero: O útero pode estar palpavelmente aumentado devido à acumulação de líquido, o que pode ser detectado através do exame rectal.
- Sinais sistémicos: As vacas podem apresentar sinais de doença sistémica, como febre, letargia e diminuição do apetite.
- Diminuição do desempenho reprodutivo: As vacas podem não conceber ou ter intervalos de parto prolongados.

Diagnóstico

- História clínica e exame: Recolha de informações sobre a história reprodutiva da vaca, a data do parto e os sinais clínicos.
- Exame rectal: O veterinário pode efetuar um exame rectal para avaliar o tamanho do útero e detetar a acumulação de fluidos.
- Ecografia: A ecografia transrectal é um instrumento valioso para confirmar o diagnóstico, uma vez que permite visualizar o conteúdo uterino e avaliar o grau de acumulação de líquido.
- Cultura e testes de sensibilidade: Podem ser feitas zaragatoas uterinas para cultura bacteriana para identificar os agentes patogénicos causadores e determinar a terapia antibiótica adequada.

Tratamento

- Antibioticoterapia: Administração de antibióticos adequados com base nos resultados da cultura para combater a infeção bacteriana específica.
- Tratamento hormonal: As terapias hormonais, como as prostaglandinas, podem ser administradas para promover as contracções uterinas e facilitar a expulsão do material purulento.
- Cuidados de apoio: É importante fornecer hidratação e nutrição adequadas e monitorizar o estado geral de saúde da vaca durante o tratamento.
- Intervenção cirúrgica: Em casos graves ou quando o tratamento médico falha, podem ser consideradas opções cirúrgicas, como a ovariohisterectomia, para remover o útero infetado.

Controlo

- Melhorar a higiene: Manter as áreas de parto limpas e implementar práticas de saneamento adequadas para reduzir o risco de infecções uterinas.

- Monitorização da saúde reprodutiva: Os controlos veterinários regulares e a monitorização de sinais de problemas reprodutivos podem facilitar a intervenção precoce.
- Nutrição adequada: Assegurar que o gado recebe uma dieta equilibrada que apoia a saúde reprodutiva pode ajudar a prevenir desequilíbrios hormonais.

Prevenção

- Gestão eficaz do parto: Prestação de assistência adequada durante o parto e tratamento imediato de quaisquer complicações, como a retenção de placenta.
- Vacinação: As vacinas que visam agentes patogénicos específicos associados a doenças reprodutivas podem ajudar a reduzir a incidência de infecções.
- Gestão nutricional: Fornecer uma dieta equilibrada que satisfaça as necessidades nutricionais das vacas prenhes e em lactação para apoiar a saúde geral e a função imunitária.
- Monitorização regular da saúde: As avaliações de rotina da saúde reprodutiva podem ajudar a identificar e gerir potenciais problemas antes que estes conduzam à piometria.
- Educação e formação: A formação do pessoal das explorações agrícolas sobre as melhores práticas de gestão reprodutiva pode melhorar a saúde e a produtividade geral do efetivo.

Conclusão: A piometria é um problema significativo de saúde reprodutiva em bovinos, particularmente em regiões tropicais onde os factores ambientais e de gestão podem aumentar o risco de desenvolvimento desta condição. Compreender as causas, os sintomas e as estratégias de gestão eficazes é essencial para mitigar o impacto da piometria no desempenho reprodutivo. Ao implementar práticas de higiene adequadas, gestão nutricional e monitorização proactiva da saúde, os produtores de gado podem melhorar os resultados reprodutivos e reduzir a incidência de piometra nos seus rebanhos.

https://www.msdvetmanual.com/reproductive-system/uterine-diseases-in-production-animals/pyometra-in-production-animals

Vidya VK, Niyas E, Shibu S, Gayathri P, Vinayak B e Revathy MM. 2022. Diagnóstico precoce e gestão da piometra bovina - um relato de caso. Haryana Vet. 61(SI): 133-135.

Várhidi Z, Csikó G, Bajcsy ÁC, Jurkovich V. Uterine Disease in Dairy Cows: Uma revisão abrangente que destaca novas áreas de pesquisa. Vet Sci. 2024 Fev 2;11(2):66. doi: 10.3390/vetsci11020066.

Manish Kumar e Pooja. Piometra em diferentes espécies de animais: Uma revisão. The Pharma Innovation Journal 2023; SP-12(7): 2210-2214.

Amin YA, Ali RA, Fouad SS, Ibrahim RM. The deleterious effect of postpartum pyometra on the reproductive indices, the metabolic profile, and oxidant/antioxidant parameters of dairy cows. Vet World. 2021 Feb;14(2):329-338. doi: 10.14202/vetworld.2021.329-338.

https://www.msd-animal-health.ie/species/cattle/uterine-infection/

https://www.nadis.org.uk/disease-a-z/cattle/fertility-in-dairy-herds/part-7-uterine-infection/

Capítulo 33: Genitais pouco desenvolvidos nos bovinos

Introdução: Genitália subdesenvolvida em bovinos refere-se a uma condição em que os órgãos reprodutivos, tanto externos quanto internos, não atingem o tamanho ou a capacidade funcional esperados para a idade e a raça do animal. Esta condição pode afetar significativamente o desempenho reprodutivo, conduzindo a problemas como a infertilidade e o anestro.

Causas:

- Factores genéticos: Certas predisposições genéticas podem levar a anomalias de desenvolvimento no trato reprodutivo. Em alguns casos, raças específicas podem ser mais susceptíveis a estes problemas.
- Deficiências nutricionais: Uma nutrição inadequada, particularmente durante os períodos críticos de crescimento, pode prejudicar o desenvolvimento dos órgãos reprodutores. As carências de energia, proteínas, vitaminas (A, D, E) e minerais (zinco, selénio) são particularmente prejudiciais.
- Desequilíbrios hormonais: As perturbações no sistema endócrino, incluindo níveis insuficientes de gonadotrofinas (LH e FSH), podem levar a um desenvolvimento incorreto dos ovários e dos testículos.
- Stress ambiental: As temperaturas elevadas, a humidade e outros factores de stress associados aos climas tropicais podem afetar negativamente a regulação hormonal e o desenvolvimento reprodutivo. O stress térmico pode também afetar o crescimento e a saúde em geral.
- Problemas de saúde: Certas infecções ou doenças, particularmente durante as fases críticas do desenvolvimento, podem prejudicar o desenvolvimento genital normal. Por exemplo, infecções do trato reprodutivo ou distúrbios metabólicos podem contribuir para o subdesenvolvimento dos órgãos genitais.
- Idade da puberdade: As novilhas que sofrem de atraso na puberdade podem também apresentar órgãos reprodutores subdesenvolvidos. A idade em que atingem a puberdade pode ser influenciada pela nutrição e pela saúde geral.

Incidência: A incidência de órgãos genitais subdesenvolvidos varia consoante a raça, as práticas de maneio e as condições ambientais. Os relatórios indicam que as anomalias de desenvolvimento do trato reprodutivo podem ser mais prevalecentes em rebanhos subnutridos ou com um maneio sanitário deficiente, particularmente em regiões tropicais. A incidência exacta é difícil de quantificar, mas pode ser mais elevada em regiões com acesso limitado a alimentos de alta qualidade e a cuidados veterinários.

Fisiopatologia

- Regulação hormonal: O desenvolvimento normal dos órgãos reprodutores depende da interação precisa das hormonas. As perturbações na secreção de gonadotrofinas pela hipófise podem conduzir a um subdesenvolvimento.

- Influência nutricional: As deficiências nutricionais durante os períodos críticos de crescimento podem impedir o desenvolvimento do eixo hipotálamo-hipófise-gonadal, essencial para o desenvolvimento correto dos órgãos reprodutores.
- Factores genéticos: As caraterísticas hereditárias podem levar a variações no desenvolvimento reprodutivo, afectando o tamanho e a função.

Sintomas clínicos

- Tamanho reduzido dos órgãos reprodutores: Os órgãos genitais externos, como a vulva, podem parecer mais pequenos do que o normal para a idade e a raça do animal.
- Puberdade atrasada: As novilhas podem apresentar um atraso no início do cio e intervalos prolongados entre partos, o que leva a uma redução da eficiência reprodutiva.
- Baixo desempenho reprodutivo: As vacas podem apresentar baixas taxas de conceção ou infertilidade, enquanto os touros podem apresentar uma redução da libido ou uma fraca produção de esperma.
- Ciclos estrais anormais: Podem ocorrer ciclos estrais irregulares ou ausentes em fêmeas com genitais subdesenvolvidos.

Diagnóstico

- Historial e exame clínico: Recolha de informações sobre o crescimento do animal, a história reprodutiva e as práticas de maneio.
- Exame físico: Exame completo dos órgãos genitais externos para avaliar o tamanho e o desenvolvimento. Pode também ser efectuada a palpação rectal para avaliar as estruturas reprodutivas internas.
- Análise hormonal: As análises ao sangue para medir os níveis das hormonas reprodutivas, como o estrogénio, a progesterona, a LH e a FSH, podem ajudar a determinar se os desequilíbrios hormonais estão a contribuir para o subdesenvolvimento.
- Exame de ultra-sons: A ecografia pode fornecer informações sobre o trato reprodutor interno, ajudando a identificar anomalias estruturais.

Tratamento

- Intervenções nutricionais: Melhorar a dieta para garantir energia, proteínas, vitaminas e minerais adequados pode ajudar a apoiar o crescimento e o desenvolvimento normais.
- Terapia hormonal: Nalguns casos, podem ser administrados tratamentos hormonais para estimular o desenvolvimento e regular os ciclos reprodutivos. Isto pode envolver a utilização de tratamentos com gonadotropinas.
- Práticas de maneio: A implementação de uma melhor gestão da reprodução, incluindo a deteção adequada do cio e a inseminação artificial, pode melhorar o desempenho reprodutivo.

- Cuidados veterinários: A abordagem de quaisquer problemas de saúde subjacentes através de intervenção veterinária pode ajudar a melhorar a saúde reprodutiva geral.

Controlo

- Gestão nutricional: Fornecer uma dieta equilibrada adaptada às necessidades específicas das novilhas em crescimento e das vacas em lactação para apoiar o desenvolvimento correto.
- Monitorização regular da saúde: Os exames veterinários de rotina e a monitorização do crescimento e do desempenho reprodutivo podem ajudar a identificar e a resolver problemas numa fase precoce.
- Gestão do stress: A implementação de estratégias para minimizar o stress nos bovinos, incluindo práticas adequadas de alojamento, ventilação e manuseamento, pode contribuir para a saúde e o desenvolvimento geral.

Prevenção

1. Nutrição adequada: Assegurar que as vacas recebem uma nutrição de alta qualidade ao longo das suas fases de vida, especialmente durante o crescimento e antes da reprodução.
2. Gestão da saúde: Os cuidados veterinários regulares, incluindo a vacinação e o controlo de parasitas, podem ajudar a manter a saúde geral do efetivo e reduzir o risco de infecções que possam prejudicar o desenvolvimento.
3. Gestão da reprodução: A implementação de estratégias de reprodução eficazes e a monitorização da saúde reprodutiva podem ajudar a identificar e atenuar precocemente os problemas de desenvolvimento.
4. Educação e formação: A formação do pessoal da exploração sobre a importância da nutrição, da gestão da saúde e das práticas reprodutivas pode melhorar a gestão global do efetivo.

Conclusão: O subdesenvolvimento da genitália em bovinos é um problema reprodutivo significativo, especialmente em regiões tropicais onde os factores de stress ambiental e as deficiências nutricionais podem prejudicar o desenvolvimento reprodutivo. Compreender as causas, os sintomas clínicos e as estratégias de manejo eficazes é crucial para lidar com essa condição. Ao implementar uma gestão nutricional adequada, minimizar o stress e manter práticas proactivas de saúde do efetivo, os produtores de gado podem reduzir a incidência de genitais subdesenvolvidos e melhorar o desempenho reprodutivo geral dos seus efectivos.

Chethan S G, Singh S K, Karikalan M, Kharayat N S, Behera B K, Narayanan K e Kumar H. 2017. Anomalias congénitas do útero em búfalas ribeirinhas (*Bubalus bubalis*). Buffalo Bulletin. 36(4): 581-587.

http://www.agritech.tnau.ac.in/expert_system/cattlebuffalo/Obstetrics%20and%20Gynecological%20conditions.html

https://www.msdvetmanual.com/reproductive-system/congenital-and-inherited-anomalies-of-the-reproductive-system/female-genital-abnormalities-of-animals

Ladds P. W. (1993). Anomalias congénitas dos órgãos genitais de bovinos, ovinos, caprinos e suínos. As clínicas veterinárias da América do Norte. Food animal practice, 9(1), 127-144. https://doi.org/10.1016/s0749-0720(15)30677-0

https://www.slideshare.net/DrGovindNarayanPuroh/lecture-11-bovine-and-bubaline-infertility-nonspecific-genital-affections

https://www.cargill.co.in/en/repeat-breeding-in-cattle-causes-and-prevention

http://www.agritech.tnau.ac.in/expert_system/cattlebuffalo/Breeding%20management%20of%20cattle%20and%20buffaloes-2.html

Abalti, A., Bekana, M., Woldemeskel, M. et al. Female genital tract abnormalities of Zebu cattle slaughtered at Bahir-Dar Town, north-west Ethiopia. Trop Anim Health Prod 38, 505-510 (2006). https://doi.org/10.1007/s11250-006-4319-2

Capítulo 34: Ovulação retardada em bovinos

Introdução: A ovulação atrasada em bovinos refere-se a uma condição em que o processo de ovulação ocorre mais tarde do que o esperado dentro do ciclo estral. Isto pode levar a intervalos mais longos entre cios e redução da fertilidade, afectando a eficiência reprodutiva nas operações de gado leiteiro.

Causas:

- Deficiências nutricionais: Uma nutrição inadequada, particularmente deficiências em energia, proteínas, vitaminas (como A, D, E) e minerais (como fósforo e selénio), pode perturbar a produção normal de hormonas reprodutivas, levando a um atraso na ovulação.
- Stress térmico: As temperaturas elevadas e os níveis de humidade típicos dos climas tropicais podem ter um impacto negativo na função reprodutiva. O stress térmico pode alterar os equilíbrios hormonais e prejudicar a função ovárica, levando a um atraso ou ausência de ovulação.
- Índice de condição corporal (ICC): As vacas com uma condição corporal deficiente (peso a menos ou peso a mais) têm maior probabilidade de apresentar ciclos estrais irregulares e ovulação atrasada. A condição corporal adequada é crucial para um desempenho reprodutivo ótimo.
- Perturbações endócrinas: Podem ocorrer desequilíbrios hormonais devido a vários factores, incluindo stress, distúrbios metabólicos ou problemas de saúde, que afectam o momento normal da ovulação.
- Idade e paridade: As novilhas e as vacas mais velhas podem registar variações nos seus ciclos reprodutivos. As novilhas podem ter ciclos irregulares à medida que atingem a maturidade, enquanto as vacas mais velhas podem sofrer alterações nos níveis das hormonas reprodutivas que afectam o momento da ovulação.
- Infecções e doenças: Condições como infecções uterinas, metrite ou doenças sistémicas podem interferir com a regulação hormonal e levar a um atraso na ovulação.
- Práticas de maneio: As más práticas de deteção do cio, o maneio inadequado da criação e a falta de cuidados veterinários também podem contribuir para o atraso da ovulação.

Incidência: A incidência de ovulação retardada varia em função de vários factores, incluindo práticas de maneio, nutrição e condições ambientais. Estudos sugerem que a ovulação retardada pode ocorrer numa percentagem significativa de vacas em regiões tropicais, particularmente em rebanhos com deficiências nutricionais ou stress térmico.

Fisiopatologia

- Regulação hormonal: O ciclo estral normal é regulado por uma interação complexa de hormonas, incluindo a hormona libertadora de gonadotropinas

(GnRH), a hormona luteinizante (LH) e a hormona folículo-estimulante (FSH). Qualquer perturbação nesta regulação hormonal pode atrasar o início da ovulação.

- Função ovárica: Os défices nutricionais e o stress térmico podem afetar o desenvolvimento e a maturação dos folículos ováricos, levando a um atraso ou ausência de ovulação.
- Stress térmico: Temperaturas corporais elevadas podem levar à diminuição do fluxo sanguíneo para os ovários, prejudicando as funções fisiológicas normais e atrasando a ovulação.

Sintomas clínicos

- Ciclos estrais irregulares: As vacas podem apresentar intervalos prolongados entre cios ou não apresentar cios.
- Anestro prolongado: O tempo entre o parto e o primeiro cio pode ser prolongado, levando a um atraso no retorno reprodutivo.
- Sinais de cio: Quando o cio ocorre, pode ser menos pronunciado, tornando-o mais difícil de detetar.
- Baixas taxas de conceção: O atraso na ovulação pode levar a taxas de conceção mais baixas durante as épocas de reprodução.

Diagnóstico

- Historial e exame clínico: Deve ser recolhida uma história completa do desempenho reprodutivo da vaca, do estado nutricional e das práticas de maneio.
- Observação do cio: Monitorizar a vaca para detetar sinais de cio e seguir os padrões do ciclo estral pode ajudar a identificar irregularidades.
- Análise hormonal: As análises ao sangue que medem os níveis hormonais (por exemplo, progesterona, estradiol) podem fornecer informações sobre a função ovárica e o momento da ovulação.
- Exame de ultra-sons: A ecografia transrectal pode ser utilizada para visualizar os ovários, avaliar o desenvolvimento dos folículos e determinar a presença de quaisquer anomalias.

Tratamento

- Intervenções nutricionais: Melhorar a dieta da vaca para garantir energia, proteínas, vitaminas e minerais adequados pode apoiar a função reprodutiva normal.
- Terapia hormonal: A administração de gonadotrofinas (como GnRH ou LH) pode estimular a ovulação e ajudar a regular os ciclos estrais.
- Gestão do stress térmico: A implementação de estratégias de arrefecimento, como o fornecimento de sombra, ventilação adequada e acesso à água, pode ajudar a aliviar o stress térmico e melhorar o desempenho reprodutivo.
- Tratar de problemas de saúde subjacentes: É essencial tratar quaisquer infecções ou problemas de saúde que possam contribuir para os desequilíbrios hormonais.

Controlo

- Controlo nutricional: Assegurar uma dieta equilibrada que satisfaça as necessidades nutricionais das vacas prenhes e em lactação é crucial para a saúde reprodutiva.
- Atenuação do stress térmico: A aplicação de medidas para minimizar o stress térmico, como o fornecimento de sombra e água, pode melhorar a saúde geral e o desempenho reprodutivo.
- Monitorização regular da saúde: A realização de controlos de rotina para detetar sinais de problemas de saúde reprodutiva e a sua resolução imediata pode ajudar a melhorar os resultados.

Prevenção

- Nutrição adequada: O fornecimento de alimentos de alta qualidade que satisfaçam as necessidades energéticas, proteicas e minerais dos bovinos pode ajudar a manter uma função reprodutiva normal.
- Deteção eficaz do cio: A implementação de práticas estruturadas de gestão da reprodução, incluindo a deteção cuidadosa do cio e a inseminação artificial, pode melhorar os resultados reprodutivos.
- Gestão do stress: A minimização do stress através de um alojamento adequado, práticas de manuseamento e gestão ambiental pode melhorar a saúde reprodutiva.
- Educação e formação: A formação do pessoal da exploração sobre a gestão reprodutiva e os sinais de cio pode melhorar a monitorização e as intervenções.

Conclusão: A ovulação atrasada em bovinos é um desafio reprodutivo significativo, particularmente em regiões tropicais onde os factores de stress ambiental e as deficiências nutricionais podem afetar negativamente a saúde reprodutiva. Compreender as causas, os sintomas e as estratégias de gestão eficazes é essencial para lidar com esta condição. Ao implementar um manejo nutricional adequado, minimizando o estresse térmico e mantendo práticas proativas de saúde do rebanho, os produtores de gado podem reduzir a incidência de ovulação retardada e melhorar o desempenho reprodutivo geral de seus rebanhos.

https://www.partners-in-reproduction.com/diseases-disorders/estrus-disorders/delayed-ovulation/#:~:text=A%20delay%20in%20or%20an,high%2Dyielding%20dairy%20cows1.&text=Ovarian%20cysts%20prevent%20normal%20ovulation%20and%20expression%20of%20heat.

Hernández-Cerón, J., Zarco, L., & Lima-Tamayo, V. (1993). Incidência de ovulação retardada em novilhas Holstein e seus efeitos sobre a fertilidade e a função luteal precoce. Theriogenology, 40(5), 1073-1081. https://doi.org/10.1016/0093-691x(93)90375-f

Bhattacharyya HK e Hafiz A. 2009. Treatment of delayed ovulation in dairy cattle. Indian J. Anim. Res., 43(3): 209-210.

Endo N. Possíveis causas e estratégias de tratamento para os distúrbios do cio e da ovulação em vacas leiteiras. J Reprod Dev. 2022 Apr 1;68(2):85-89. doi: 10.1262/jrd.2021-125.

https://www.nadis.org.uk/disease-a-z/cattle/fertility-in-dairy-herds/part-4-identifying-and-treating-the-abnormally-cycling-cow/

https://ymerdigital.com/uploads/YMER221168.pdf

Capítulo 35: Anovulação em bovinos

Introdução: A anovulação em bovinos refere-se à ausência de ovulação, que pode afetar significativamente a eficiência reprodutiva. Caracteriza-se pela incapacidade de libertar um óvulo maduro dos ovários durante o ciclo estral. Essa condição pode levar a intervalos prolongados entre os ciclos estrais e a taxas de conceção mais baixas, afetando, em última instância, a produtividade das operações de gado leiteiro e de corte. Nas regiões tropicais, vários factores ambientais e de gestão contribuem para a prevalência da anovulação, tornando crucial a compreensão das suas causas, sintomas, diagnóstico, tratamento e prevenção.

Causas

- Deficiências nutricionais: Uma nutrição inadequada, particularmente uma falta de energia, proteínas, vitaminas (A, D, E) e minerais (como cálcio, fósforo e selénio), pode perturbar a função hormonal normal e a atividade ovárica, levando à anovulação.
- Stress térmico: As temperaturas ambiente e a humidade elevadas, comuns nos climas tropicais, podem afetar negativamente o desempenho reprodutivo. O stress térmico pode alterar os níveis hormonais, inibir o desenvolvimento dos folículos e levar à anovulação.
- Índice de condição corporal (ECC): As vacas com uma condição corporal deficiente - quer tenham peso a menos ou a mais - correm um maior risco de anovulação. Uma condição corporal óptima é essencial para o equilíbrio hormonal e para uma função reprodutiva normal.
- Idade e paridade: As novilhas jovens podem sofrer de anovulação quando atingem a maturidade sexual, enquanto as vacas mais velhas podem ter desequilíbrios hormonais que perturbam os ciclos regulares de ovulação.
- Distúrbios endócrinos: Os desequilíbrios hormonais causados por stress, perturbações metabólicas ou problemas de saúde podem interferir com o processo normal de ovulação.
- Infecções e doenças: Condições como endometrite, metrite ou infecções sistémicas podem afetar a função ovárica e levar à anovulação.
- Práticas de maneio: Uma deteção deficiente do cio, uma gestão inadequada da reprodução e cuidados veterinários insuficientes podem contribuir para a incidência de anovulação.

Incidência: A incidência de anovulação em bovinos pode variar muito com base em vários factores, incluindo práticas de gestão, nutrição e condições ambientais. Nas regiões tropicais, onde o stress térmico e as deficiências nutricionais são mais comuns, a prevalência de anovulação pode ser mais elevada, particularmente em rebanhos geridos de forma intensiva.

Fisiopatologia

- Regulação hormonal: O ciclo estral é controlado por uma interação complexa de hormonas, incluindo a hormona libertadora de gonadotropinas (GnRH), a hormona luteinizante (LH) e a hormona folículo-estimulante (FSH). Qualquer perturbação deste equilíbrio hormonal pode levar à falha da maturação dos folículos e à subsequente ovulação.
- Função ovariana: A má nutrição e o stress térmico podem prejudicar o crescimento e o desenvolvimento dos folículos ováricos, levando à anovulação.
- Stress térmico: As temperaturas ambientais elevadas podem levar à diminuição do fluxo sanguíneo nos ovários e à perturbação das funções fisiológicas normais, o que pode impedir a ovulação.

Sintomas clínicos

- Ciclos estrais irregulares: A anovulação pode resultar em intervalos prolongados entre os ciclos de cio ou na ausência total de cio.
- Anestro prolongado: O intervalo entre o parto e o primeiro cio pode ser prolongado, levando a um atraso no retorno reprodutivo.
- Sinais de má saúde reprodutiva: As vacas podem apresentar sinais gerais de problemas de saúde reprodutiva, tais como diminuição da fertilidade e baixas taxas de conceção.

Diagnóstico

- Historial e exame clínico: É essencial recolher informações pormenorizadas sobre a história reprodutiva da vaca, o seu estado nutricional e as práticas de maneio.
- Monitorização dos ciclos estrais: Observar a vaca para detetar sinais de cio e seguir o ciclo estral pode ajudar a identificar irregularidades.
- Análise hormonal: As análises ao sangue que medem os níveis hormonais (por exemplo, progesterona, estradiol) podem fornecer informações sobre a função ovárica e o momento da ovulação.
- Exame de ultrassom: A ecografia transrectal pode ser utilizada para visualizar os ovários, avaliar o desenvolvimento dos folículos e identificar quaisquer anomalias.

Tratamento

- Intervenções nutricionais: Melhorar a dieta da vaca para satisfazer as suas necessidades energéticas, proteicas, vitamínicas e minerais pode apoiar uma função reprodutiva normal.
- Terapia hormonal: A administração de gonadotrofinas (por exemplo, GnRH ou LH) pode estimular o desenvolvimento dos folículos e promover a ovulação.
- Gestão do stress térmico: A implementação de medidas para aliviar o stress térmico, como o fornecimento de sombra, ventilação e acesso à água, pode melhorar o desempenho reprodutivo.

- Tratamento de problemas subjacentes: É fundamental tratar as infecções ou outros problemas de saúde que possam contribuir para a anovulação.

Controlo

- Manejo nutricional: O fornecimento de uma dieta equilibrada que satisfaça as necessidades nutricionais das vacas prenhes e em lactação é essencial para a saúde reprodutiva.
- Mitigação do stress térmico: A implementação de medidas para minimizar o stress térmico pode melhorar a saúde geral e o desempenho reprodutivo.
- Monitorização regular da saúde: A realização de controlos de rotina para detetar problemas de saúde reprodutiva e a sua resolução imediata podem ajudar a melhorar os resultados.

Prevenção

- Nutrição adequada: Garantir uma alimentação de alta qualidade que satisfaça as necessidades energéticas, proteicas e minerais dos bovinos pode ajudar a manter a saúde reprodutiva.
- Deteção eficaz do cio: A implementação de práticas estruturadas de gestão da reprodução, incluindo a deteção cuidadosa do cio e a inseminação artificial, pode melhorar os resultados reprodutivos.
- Gestão do stress: A redução do stress através de um alojamento adequado, práticas de manuseamento e gestão ambiental pode melhorar a saúde reprodutiva.
- Educação e formação: A formação do pessoal das explorações agrícolas sobre gestão reprodutiva e sinais de cio pode melhorar a monitorização e as intervenções.

Conclusão: A anovulação em bovinos é um desafio reprodutivo significativo, particularmente em regiões tropicais onde os factores de stress ambiental e as deficiências nutricionais podem afetar negativamente a saúde reprodutiva. Compreender as causas, os sintomas e as estratégias de gestão eficazes é essencial para lidar com esta condição. Ao implementar um manejo nutricional adequado, minimizando o estresse térmico e mantendo práticas proativas de saúde do rebanho, os produtores de gado podem reduzir a incidência de anovulação e melhorar o desempenho reprodutivo geral de seus rebanhos.

Wiltbank, M. C., Gümen, A., & Sartori, R. (2002). Classificação fisiológica das condições anovulatórias em bovinos. Theriogenology, 57(1), 21-52. https://doi.org/10.1016/s0093-691x(01)00656-2

https://www.partners-in-reproduction.com/diseases-disorders/estrus-disorders/delayed-ovulation/

Santos J E P, Wiltbank M C, Ribeiro E S e Bisinotto R S. 2016. Aspectos e mecanismos da baixa fertilidade em vacas leiteiras anovulatórias. Anim. Reprod. 13(3): 290-299.

Parmar Sanjay C. 2015. Anovulação, Ovulação Atrasada e Insuficiência Lútea. Tendências em Biociências 8(5): 1203-1206.

Zobel R, Pipal I e Bui V. 2012. Cio anovulatório em vacas leiteiras: opções de tratamento e a influência da raça, paridade, hereditariedade e estação do ano na sua incidência. Vet. Arhiv 82: 239-249.

https://extension.psu.edu/cyclicity-in-dairy-cows-defining-the-issue

Monteiro, P. L. J., Gonzales, B., Drum, J. N., Santos, J. E. P., Wiltbank, M. C., & Sartori, R. (2021). Prevalência e fatores de risco relacionados aos fenótipos anovulares em vacas leiteiras. Journal of dairy science, 104(2), 2369-2383. https://doi.org/10.3168/jds.2020-18828

Capítulo 36: Cio silencioso em bovinos

Introdução: O cio silencioso, também conhecido como cio silencioso, ocorre quando uma vaca ovula mas mostra poucos ou nenhuns sinais visíveis de cio. Esta condição representa um grande desafio para os criadores de gado, uma vez que resulta na perda de oportunidades de reprodução e na diminuição da eficiência reprodutiva. Nas regiões tropicais, factores ambientais como as altas temperaturas e a humidade contribuem para a incidência do cio silencioso, complicando ainda mais a deteção do cio e o sucesso da reprodução.

Causas

- Stress ambiental: As temperaturas e a humidade elevadas podem suprimir os sinais comportamentais exteriores do cio, afectando o ciclo normal do cio.
- Deficiências nutricionais: As dietas com falta de nutrientes essenciais, particularmente energia, proteínas e minerais como o fósforo, podem afetar negativamente o comportamento do cio.
- Manejo inadequado: As más práticas de monitorização do cio, a observação pouco frequente e as rotinas inconsistentes aumentam a probabilidade de não haver cio.
- Desequilíbrio hormonal: Níveis baixos de estrogénio ou desequilíbrios na hormona luteinizante (LH) e na hormona folículo-estimulante (FSH) podem interferir com a expressão normal do cio.

Incidência: O cio silencioso é comum em regiões tropicais, particularmente em gado leiteiro de alta produção. Condições ambientais stressantes, nutrição inadequada e práticas deficientes de deteção de cio contribuem para taxas de incidência mais elevadas nestas regiões.

Fisiopatologia: No cio silencioso, embora ocorra a ovulação, a hormona estrogénio não atinge níveis suficientemente elevados para desencadear os sinais comportamentais típicos do cio. Os factores de stress ambiental e um estado nutricional deficiente suprimem a secreção de LH e FSH, reduzindo os níveis de estrogénio e conduzindo a uma resposta de cio reduzida. Níveis elevados de cortisol (hormona do stress) podem também interferir com o eixo hipotálamo-hipófise-ovário, que regula o ciclo do cio.

Sintomas clínicos

- Ausência de sinais de cio: Ausência de sinais visíveis, tais como comportamento de montagem, inquietação ou cio permanente.
- Redução da atividade física: Menos interação com os companheiros de manada, o que pode obscurecer ainda mais os sinais de cio.
- Ausência ou redução de secreção mucosa: Inchaço vulvar e secreção mucosa mínimos ou inexistentes.

Diagnóstico

- Palpação rectal e ultrassonografia: Para detetar estruturas ovarianas, como folículos e corpos lúteos, que indicam a fase do ciclo estral da vaca.
- Teste de progesterona: A análise à progesterona no sangue ou no leite ajuda a determinar se a ovulação ocorreu.
- Auxiliares de deteção de cio: Os monitores de atividade, a pintura da cauda e os pedómetros podem ajudar a detetar sinais físicos subtis de cio.

Tratamento

Terapia hormonal:

- Terapia combinada de GnRH e PGF2α: Utilizada para induzir e sincronizar a ovulação. A GnRH desencadeia a libertação de LH, promovendo a ovulação, enquanto a PGF2α destrói o corpo lúteo, se presente, iniciando um novo ciclo.
- Terapia com estrogénios (quando permitido): A administração de baixas doses de estrogénio pode ajudar a estimular os sinais de cio em alguns casos.

Ajustes nutricionais: Assegurar uma ingestão adequada de energia, proteínas, vitaminas e minerais (especialmente fósforo) para apoiar uma função reprodutiva óptima.

Gestão ambiental: Os sistemas de arrefecimento e as áreas sombreadas ajudam a reduzir o stress térmico e a melhorar a expressão do cio.

Controlo e Prevenção

- Monitorização melhorada do cio: Aumento da observação, especialmente de manhã cedo ou ao fim da tarde, quando as vacas estão mais activas, e utilização de ajudas como pinturas na cauda ou pedómetros para ajudar a detetar sinais subtis.
- Nutrição equilibrada: Manter uma dieta com energia, proteínas e micronutrientes suficientes para apoiar a saúde reprodutiva. Suplementar minerais como o fósforo e o zinco, conforme necessário.
- Gestão do stress térmico: Fornecer instalações de arrefecimento como ventoinhas, aspersores e áreas com sombra para reduzir o stress térmico, que pode suprimir os sinais de cio.
- Exames de saúde de rotina: Exames reprodutivos regulares para detetar problemas reprodutivos subjacentes e geri-los de forma proactiva.

Conclusão: O cio silencioso é um problema reprodutivo significativo para o gado em regiões tropicais, muitas vezes agravado pelo stress ambiental e deficiências nutricionais. O diagnóstico precoce, o manejo cuidadoso e as medidas preventivas podem ajudar a melhorar as taxas de deteção de cio, aumentar a eficiência reprodutiva e apoiar a produtividade geral das fazendas de gado em climas tropicais.

Referências

https://infonet-biovision.org/animal-health-and-disease/birth-and-reproduction-complications-new/silent-heat

https://www.milkingcloud.com/blog/how-to-catch-hidden-oestrus/

https://p4gold.com/home-page-news/detection-of-heat-the-challenges-of-silent-heat/

https://www.aces.edu/blog/topics/dairy/detecting-estrus-in-dairy-cattle/

https://www.vikinggenetics.com/tipt-reproduction/silent-heat-and-cysts

https://www.farmersjournal.ie/subpages/advertisers-anouncements/how-to-detect-a-silent-heat-in-cattle-688178

Capítulo 37: Quisto folicular em bovinos

Introdução: Os cistos foliculares são um dos distúrbios reprodutivos mais comuns em bovinos, caracterizados pela presença de estruturas cheias de líquido nos ovários. Esses cistos se desenvolvem a partir de folículos que não conseguem ovular, levando a ciclos estrais prolongados e ineficiências reprodutivas. Os quistos foliculares podem causar perdas económicas nas explorações leiteiras e de bovinos devido à diminuição da fertilidade, ao prolongamento dos intervalos entre partos e ao aumento dos custos veterinários.

Causas

- Desequilíbrios hormonais: Perturbações no sistema endócrino normal, particularmente envolvendo o hipotálamo, a glândula pituitária e os ovários, podem levar ao desenvolvimento de quistos. Especificamente, a secreção inadequada da hormona luteinizante (LH) pode impedir a ovulação.
- Factores de stress: Factores de stress como o stress térmico, deficiências nutricionais e alterações ambientais podem perturbar o equilíbrio hormonal, aumentando o risco de formação de quistos.
- Predisposição genética: Certas raças ou linhas genéticas podem ser mais susceptíveis de desenvolver quistos foliculares.
- Idade e paridade: As novilhas e as vacas mais velhas são mais frequentemente afectadas, uma vez que a sua regulação hormonal pode ser menos estável.
- Práticas de manejo: Um maneio deficiente, incluindo uma nutrição inadequada e um manuseamento inapropriado durante a reprodução, pode contribuir para a incidência de quistos foliculares.

Incidência: A incidência de cistos foliculares varia muito, dependendo das práticas de manejo, da raça e das condições ambientais. Relatos indicam que a prevalência pode variar de 5% a 20% em rebanhos leiteiros e pode ser ainda maior em algumas populações de gado de corte. Fatores como ambientes de alto estresse e nutrição inadequada podem aumentar as taxas de incidência.

Fisiopatologia: O desenvolvimento de quistos foliculares envolve vários mecanismos fisiológicos.

- Falha na ovulação: Normalmente, um folículo dominante amadurece e sofre ovulação em resposta a um pico de LH. No caso dos quistos foliculares, este pico de LH não ocorre e o folículo continua a crescer, resultando na formação do quisto.
- Regulação hormonal: O equilíbrio das hormonas reprodutivas, particularmente o estrogénio e a progesterona, é perturbado em vacas com quistos foliculares. Esse desequilíbrio pode levar a ciclos de cio prolongados e irregularidades no ciclo reprodutivo.

- Aumento da atividade folicular: A presença de um quisto pode inibir o desenvolvimento de outros folículos, levando a uma falta de ovulação e contribuindo para a persistência do quisto.

Sintomas clínicos: As vacas com quistos foliculares podem apresentar vários sintomas clínicos.

- Ciclos estrais irregulares: As vacas podem ter ciclos de cio prolongados ou irregulares, com cios prolongados (cio permanente) que duram mais tempo do que o normal.
- Anestro: Algumas vacas podem não apresentar quaisquer sinais de cio, o que leva a uma falha na reprodução.
- Ninfomania: Pode ocorrer um aumento do comportamento sexual e cio persistente em vacas com quistos foliculares devido a níveis elevados de estrogénio.
- Diminuição da fertilidade: As vacas podem ter dificuldade em conceber, levando a intervalos de parto prolongados e a ineficiências reprodutivas.
- Achados do exame físico: Durante o exame, o veterinário pode detetar ovários aumentados ou a presença de quistos durante a palpação rectal.

Diagnóstico

- Historial e exame clínico: A recolha de informações sobre a história reprodutiva da vaca, os sintomas clínicos e as práticas de maneio é essencial.
- Palpação rectal: O veterinário pode efetuar um exame rectal para avaliar o tamanho dos ovários e identificar quistos.
- Ultrassom: A ecografia é uma ferramenta de diagnóstico valiosa que pode fornecer uma imagem clara dos ovários e ajudar a confirmar a presença de quistos.
- Análise hormonal: As análises ao sangue para avaliar os níveis hormonais (especialmente de estrogénio e progesterona) podem ajudar no diagnóstico.

Tratamento

- Terapia hormonal: A administração da hormona libertadora de gonadotropinas (GnRH) ou da hormona luteinizante (LH) pode ajudar a induzir a ovulação dos quistos. A prostaglandina F2α também pode ser utilizada para induzir a luteólise e promover a regressão dos quistos.
- Ovariectomia: Em casos graves ou para animais reprodutores valiosos, pode ser considerada a remoção cirúrgica do ovário afetado.
- Cuidados de apoio: Melhorar a nutrição e a gestão global da saúde pode apoiar a recuperação e melhorar o desempenho reprodutivo.
- Gestão da reprodução: A calendarização da inseminação artificial (IA) ou da reprodução natural com base em tratamentos hormonais pode ajudar a maximizar as hipóteses de conceção.

Controlo

- Gestão nutricional: Assegurar uma dieta equilibrada com energia, proteínas, vitaminas e minerais adequados pode ajudar a manter o equilíbrio hormonal e a saúde reprodutiva.
- Redução do stress: A implementação de medidas para minimizar o stress, como alojamento adequado, ventilação e práticas de gestão, pode reduzir a incidência de quistos foliculares.
- Monitorização regular da saúde: Os exames veterinários regulares e os controlos de saúde reprodutiva podem ajudar a identificar problemas precocemente e permitir uma intervenção atempada.

Prevenção

- Gestão da reprodução: A implementação de um programa de reprodução estruturado, com técnicas e prazos adequados, pode melhorar a eficiência reprodutiva.
- Práticas de abate: O abate de vacas com histórico de problemas reprodutivos recorrentes pode ajudar a reduzir a incidência de cistos no rebanho.
- Programas educacionais: Fornecer formação ao pessoal da exploração sobre saúde e gestão reprodutiva pode ajudar a minimizar o risco de desenvolvimento de quistos foliculares.
- Cuidados veterinários de rotina: Check-ups veterinários regulares e programas de vacinação podem ajudar a manter a saúde geral do rebanho e evitar complicações associadas aos cistos foliculares.

Conclusão: Os quistos foliculares são um problema reprodutivo significativo nos bovinos que pode levar a uma diminuição da fertilidade e a perdas económicas. Compreender as causas, os sintomas clínicos e as estratégias de manejo eficazes é crucial para prevenir e tratar essa condição. Ao implementar um manejo nutricional adequado, minimizar o estresse e manter uma abordagem proativa para a saúde do rebanho, os produtores de gado podem efetivamente reduzir a incidência de cistos foliculares e melhorar o desempenho reprodutivo de seus rebanhos.

https://www.msdvetmanual.com/reproductive-system/cystic-ovary-disease/follicular-cystic-ovary-disease-in-cows

Garverick H. A. (1997). Cistos foliculares ovarianos em vacas leiteiras. Journal of dairy science, 80(5), 995-1004. https://doi.org/10.3168/jds.S0022-0302(97)76025-9

https://www.partners-in-reproduction.com/diseases-disorders/estrus-disorders/cystic-ovarian-disease/

BorŞ SI, BorŞ A. Cistos ovarianos, uma condição anovulatória em bovinos leiteiros. J Vet Med Sci. 2020 30 de outubro; 82 (10): 1515-1522. doi: 10.1292 / jvms.20-0381.

Tom VANHOLDER, Geert OPSOMER*, Aart DE KRUIF. Etiologia e patogénese dos folículos ováricos císticos em bovinos leiteiros: uma revisão. Reprod. Nutr. Dev. 46 (2006) 105-119.

Silvia, W. J., Hatler, T. B., Nugent, A. M., & Laranja da Fonseca, L. F. (2002). Cistos foliculares ovarianos em vacas leiteiras: uma anormalidade na foliculogênese. Domestic animal endocrinology, 23(1-2), 167-177. https://doi.org/10.1016/s0739-7240(02)00154-6

Jeengar K, Chaudhary V, Kumar A, Raiya S, Gaur M e Purohit G N. 2014. Cistos ovarianos em vacas leiteiras: conceitos antigos e novos para definição, diagnóstico e terapia. Anim. Reprod. 11(2): 63-73.

https://www.msdvetmanual.com/reproductive-system/cystic-ovary-disease/cystic-ovary-disease-and-cystic-corpus-luteum-in-cows

Silvia, W. J., Hatler, T. B., Nugent, A. M., & Laranja da Fonseca, L. F. (2002). Cistos foliculares ovarianos em vacas leiteiras: uma anormalidade na foliculogênese. Domestic animal endocrinology, 23(1-2), 167-177. https://doi.org/10.1016/s0739-7240(02)00154-6

https://www.thecattlesite.com/diseaseinfo/210/cystic-ovaries

Capítulo 38: Quisto lúteo em bovinos

Introdução: Os cistos luteais são cistos ovarianos formados pela falha do tecido luteal normal em regredir após a ovulação. Ao contrário dos cistos foliculares, que surgem de folículos que não ovulam, os cistos lúteos se originam do corpo lúteo (CL) e podem causar problemas reprodutivos significativos em bovinos. Esses cistos podem interromper os ciclos estrais normais, levar a um comportamento irregular no cio e afetar a fertilidade geral.

Causas

- Desequilíbrios hormonais: Perturbações no equilíbrio hormonal, particularmente envolvendo a hormona luteinizante (LH), a hormona folículo-estimulante (FSH) e as prostaglandinas, podem levar a uma função luteal anormal e à formação de quistos.
- Stress: Os factores de stress ambiental, como o stress térmico, as deficiências nutricionais e as práticas de gestão, podem interferir com a regulação hormonal normal, aumentando o risco de formação de quistos.
- Idade e paridade: As vacas mais velhas e as que têm um historial de problemas reprodutivos têm maior probabilidade de desenvolver quistos lúteos devido a alterações na regulação hormonal e na função ovárica.
- Nutrição inadequada: Um estado nutricional deficiente pode afetar o equilíbrio hormonal e a função ovárica, levando ao desenvolvimento de quistos.
- Predisposição genética: Algumas raças ou linhas genéticas podem apresentar uma maior suscetibilidade aos quistos lúteos.

Incidência: A incidência de cistos lúteos em bovinos pode variar de acordo com a raça, práticas de manejo e condições ambientais. As estimativas sugerem que a prevalência pode variar de 5% a 20% em rebanhos leiteiros, com taxas mais altas observadas em bovinos de corte sob stress ou em condições de manejo inadequadas.

Fisiopatologia

- Falha da luteólise: Normalmente, o corpo lúteo sofre luteólise (regressão) devido à libertação de prostaglandinas do útero quando a gravidez não ocorre. Nos cistos lúteos, esse processo é interrompido e o CL persiste, levando à formação de um cisto.
- Desequilíbrios hormonais: A falta de sinais hormonais adequados pode impedir a regressão normal do CL, resultando na formação de um quisto lúteo que segrega progesterona.
- Inibição do desenvolvimento folicular: Os níveis elevados de progesterona do cisto lúteo podem inibir o desenvolvimento de novos folículos, levando à anovulação e a problemas reprodutivos.

Sintomas clínicos

- Ciclos estrais irregulares: As vacas podem ter ciclos de cio prolongados ou irregulares, o que dificulta a gestão da reprodução.

- Anestro: Algumas vacas podem não apresentar sinais de cio, o que resulta na incapacidade de procriar e em intervalos de parto prolongados.
- Ninfomania: O aumento do comportamento sexual e a persistência do cio podem ocorrer em vacas com quistos lúteos devido a níveis elevados de progesterona.
- Diminuição da fertilidade: As vacas podem ter dificuldade em conceber, levando a uma redução do desempenho reprodutivo global.
- Achados do exame físico: Durante um exame veterinário, a presença de um ovário aumentado ou anormal pode indicar um quisto lúteo.

Diagnóstico

- Historial e exame clínico: A recolha de informações sobre a história reprodutiva da vaca, os sintomas clínicos e as práticas de maneio é essencial.
- Palpação rectal: O veterinário pode efetuar um exame rectal para avaliar os ovários e identificar a presença de quistos.
- Ultrassom: A ecografia é uma ferramenta de diagnóstico valiosa que pode fornecer imagens detalhadas dos ovários, permitindo a confirmação de quistos lúteos.
- Análise hormonal: As análises ao sangue para avaliar os níveis hormonais, em particular a progesterona, podem ajudar no diagnóstico de quistos lúteos.

Tratamento

- Terapia hormonal: A administração de prostaglandina F2α pode induzir a luteólise e ajudar na regressão do quisto. Além disso, a GnRH pode ser utilizada para estimular a libertação de LH e promover a ovulação.
- Cuidados de apoio: Melhorar a nutrição e a gestão global da saúde pode apoiar a recuperação e melhorar o desempenho reprodutivo.
- Intervenção cirúrgica: Em casos graves ou para animais reprodutores valiosos, pode ser considerada a remoção cirúrgica do ovário afetado.
- Gestão da reprodução: A calendarização da inseminação artificial (IA) ou da reprodução natural com base em tratamentos hormonais pode maximizar as hipóteses de conceção.

Controlo

- Gestão nutricional: O fornecimento de uma dieta equilibrada com energia, proteínas, vitaminas e minerais adequados pode ajudar a manter o equilíbrio hormonal e a saúde reprodutiva.
- Redução do stress: A implementação de medidas para minimizar o stress, tais como alojamento adequado, ventilação e práticas de gestão, pode reduzir a incidência de quistos lúteos.

- Monitorização regular da saúde: Os exames veterinários de rotina e os controlos de saúde reprodutiva podem ajudar a identificar problemas precocemente e permitir uma intervenção atempada.

Prevenção

- Gestão da reprodução: A implementação de um programa de reprodução estruturado, com técnicas e prazos adequados, pode melhorar a eficiência reprodutiva.
- Práticas de abate: O abate de vacas com histórico de problemas reprodutivos recorrentes pode ajudar a reduzir a incidência de cistos no rebanho.
- Programas educacionais: Fornecer formação ao pessoal da exploração sobre saúde e gestão reprodutiva pode ajudar a minimizar o risco de desenvolvimento de quistos lúteos.
- Cuidados veterinários de rotina: Check-ups veterinários regulares e programas de vacinação podem ajudar a manter a saúde geral do rebanho e prevenir complicações associadas aos cistos lúteos.

Conclusão: Os cistos lúteos são um problema reprodutivo significativo em bovinos que pode levar à diminuição da fertilidade e a perdas económicas. Compreender as causas, os sintomas clínicos e as estratégias de manejo eficazes é crucial para prevenir e tratar essa condição. Ao implementar um manejo nutricional adequado, minimizando o estresse e mantendo uma abordagem proativa para a saúde do rebanho, os produtores de gado podem efetivamente reduzir a incidência de cistos lúteos e melhorar o desempenho reprodutivo em seus rebanhos.

https://www.msdvetmanual.com/reproductive-system/cystic-ovary-disease/luteal-cystic-ovary-disease-in-cows

https://www.partners-in-reproduction.com/diseases-disorders/estrus-disorders/cystic-ovarian-disease/

https://www.msdvetmanual.com/reproductive-system/cystic-ovary-disease/cystic-ovary-disease-and-cystic-corpus-luteum-in-cows

BorŞ SI, BorŞ A. Cistos ovarianos, uma condição anovulatória em bovinos leiteiros. J Vet Med Sci. 2020 30 de outubro; 82 (10): 1515-1522. doi: 10.1292 / jvms.20-0381.

https://www.eimedical.com/blog/bid/87745/bovine-ultrasound-follicular-vs-luteal-cysts

Ashok Kumar Chaudhary e Jitendra Singh Mehta. Diagnosis of follicular and luteal ovarian cysts in dairy cows and evaluation of response to treatment with the help of transrectal ultrasonography. Veterinary Practitioner. 14(2): 244-247.

https://www.thecattlesite.com/diseaseinfo/210/cystic-ovaries

Capítulo 39: Anestro Pós-Puberal em Bovinos

Introdução: O anestro pós-puberal refere-se a uma condição em que novilhas e vacas não apresentam cio após atingirem a maturidade sexual. Esta condição pode ter implicações significativas no desempenho reprodutivo e na produtividade do gado, particularmente em regiões tropicais onde os factores de stress ambiental podem exacerbar os problemas reprodutivos.

Causas

- Deficiências nutricionais: Uma nutrição inadequada, especialmente em termos de energia e proteínas, pode levar a uma condição corporal deficiente e a uma produção insuficiente das hormonas necessárias para ciclos estrais regulares. Os climas tropicais podem complicar a disponibilidade e a qualidade dos alimentos.
- Stress ambiental: As temperaturas elevadas, a humidade e as condições meteorológicas adversas podem afetar negativamente a regulação hormonal e a função reprodutiva. O stress térmico é um fator significativo que influencia a fertilidade nas regiões tropicais.
- Práticas de gestão: Um maneio deficiente, incluindo estratégias de reprodução inadequadas, falta de deteção de cio e não implementação de cuidados veterinários adequados, pode levar a um aumento dos casos de anestro.
- Desequilíbrios hormonais: Distúrbios no sistema endócrino, como níveis insuficientes de gonadotrofinas (LH e FSH), podem prejudicar a função ovariana e levar ao anestro.
- Factores genéticos: Certas raças ou linhas genéticas podem ter diferentes susceptibilidades ao anestro. Alguns bovinos podem ter períodos naturalmente mais longos de anestro depois de atingirem a puberdade.
- Problemas de saúde: Problemas de saúde subjacentes, como infecções do trato reprodutivo, doenças uterinas ou distúrbios metabólicos, podem dificultar os ciclos estrais normais.

Incidência: A incidência de anestro pós-puberal varia muito, dependendo das condições ambientais, da raça e das práticas de maneio. Relatos indicam que a prevalência pode variar de 5% a mais de 30% em rebanhos leiteiros tropicais. A incidência é frequentemente maior em rebanhos com suporte nutricional e práticas de manejo inadequados.

Fisiopatologia

- Perturbação da regulação hormonal: O ciclo estral normal depende da interação precisa das hormonas do hipotálamo, da glândula pituitária e dos ovários. As perturbações neste sistema regulador, muitas vezes devido a stress ou défices nutricionais, podem levar a uma falha no início do ciclo estral.
- Atividade ovárica atrasada: A estimulação inadequada dos folículos ováricos leva a um desenvolvimento folicular deficiente e a uma falha na ovulação, resultando num anestro prolongado.

- Índice de Condição Corporal (ECC): As vacas com baixo BCS são mais susceptíveis de sofrer de anestro devido à falta de reservas de energia necessárias para uma função reprodutiva normal.

Sintomas clínicos

- Ausência de cio: Não há sinais observáveis de cio, como comportamento de montar ou vocalização, durante o período de cio esperado.
- Anestro irregular ou prolongado: Períodos prolongados de anestro sem ciclicidade, que podem durar várias semanas ou meses.
- Condição corporal deficiente: As vacas podem apresentar baixos índices de condição corporal, indicando uma nutrição inadequada ou problemas de saúde.

Diagnóstico

- Historial e exame clínico: Recolha de informações sobre a história reprodutiva da vaca, o estado do corpo e as práticas de maneio.
- Palpação rectal: O veterinário pode efetuar um exame rectal para avaliar o tamanho dos ovários e detetar quaisquer anomalias no aparelho reprodutor.
- Análises hormonais: As análises ao sangue para avaliar os níveis das hormonas reprodutivas, como a progesterona e o estradiol, podem ajudar no diagnóstico.
- Ultrassom: A ecografia pode ser utilizada para avaliar a atividade dos ovários e o desenvolvimento folicular, confirmando a presença ou ausência de quistos ou anomalias nos ovários.

Tratamento

- Terapia hormonal: A administração da hormona libertadora de gonadotropinas (GnRH) ou da hormona luteinizante (LH) pode estimular a atividade ovárica e promover o início do cio.
- Melhoria nutricional: Melhorar a dieta com energia, proteínas, vitaminas e minerais suficientes pode ajudar a restaurar a função reprodutiva normal.
- Alterações de gestão: A implementação de melhores práticas de criação, incluindo a deteção do cio e o momento da inseminação, pode melhorar os resultados reprodutivos.
- Gestão da saúde: A resolução de quaisquer problemas de saúde subjacentes através de cuidados e gestão veterinários pode melhorar o desempenho reprodutivo geral.

Controlo

- Manejo Nutricional: Garantir que os bovinos recebam uma dieta equilibrada com níveis adequados de energia e proteína, especialmente nas fases pré e pós-púberes.
- Gestão do stress: Implementação de práticas para reduzir o stress, tais como alojamento adequado, ventilação e técnicas de manuseamento.

- Monitorização regular: Os controlos de saúde regulares e a monitorização do desempenho reprodutivo podem ajudar a identificar problemas precocemente e permitir uma intervenção atempada.

Prevenção

- Nutrição adequada: Fornecer uma dieta de alta qualidade que satisfaça as necessidades nutricionais das novilhas em crescimento e das vacas em lactação para garantir uma condição corporal e uma produção hormonal adequadas.
- Gestão da reprodução: A implementação de programas de reprodução estruturados com deteção eficaz do cio e inseminação artificial atempada pode aumentar o sucesso reprodutivo.
- Cuidados veterinários de rotina: Os exames veterinários e as vacinações regulares podem ajudar a manter a saúde geral do efetivo e a prevenir complicações reprodutivas.
- Educação e treinamento: Fornecer formação ao pessoal da exploração sobre gestão reprodutiva, nutrição e redução do stress pode melhorar a gestão e a produtividade geral do efetivo.

Conclusão: O anestro pós-puberal é um problema reprodutivo significativo em bovinos, particularmente em regiões tropicais onde os factores ambientais e de gestão podem exacerbar a condição. A compreensão das causas, dos sintomas clínicos e das estratégias de manejo eficazes é crucial para a prevenção e o tratamento dessa condição. Ao implementar uma gestão nutricional adequada, minimizar o stress e manter uma abordagem proactiva à saúde do efetivo, os produtores de gado podem reduzir eficazmente a incidência de anestro pós-púbere e melhorar o desempenho reprodutivo dos seus efectivos.

Prem Kumar R, Rajanna R e Sunitha R. Anoestrus em bovinos: Um artigo de revisão. The Pharma Innovation Journal 2020; 9(9): 458-460.

Gary L. Williams e Marcel Amstalden. 2010. Compreendendo o anestro pós-parto e a puberdade na fêmea de corte. Anais, Estratégias Reprodutivas Aplicadas em Gado de Corte. 28-29 de janeiro de 2010; San Antonio, TX.

Kumar PR, Singh SK, Kharche SD, Chethan Sharma G, Behera BK, Shukla SN, Kumar H, Agarwal SK. (2014). Anestrus in cattle and buffalo: Indian perspective. Adv. Anim. Vet. Sci. 2 (3): 124 - 138.

https://cgspace.cgiar.org/server/api/core/bitstreams/61dab300-3402-4d03-bade-fb61e6978135/content

Rhodes FM, McDougall S, Burke CR, Verkerk GA e Macmillan KL. 2003. Revisão convidada: Treatment of Cows with an Extended Postpartum Anestrous Interval. J. Dairy Sci. 86:1876-1894.

https://beefrepro.org/wp-content/uploads/2020/09/11-PP-Anderson.pdf

Capítulo 40: Anestro pós-parto em bovinos

Introdução: O anestro pós-parto refere-se a um período de inatividade reprodutiva que ocorre após o parto, durante o qual uma vaca não apresenta estro (cio). Esta condição é uma preocupação significativa na produção de gado, particularmente em regiões tropicais, onde os factores ambientais podem afetar ainda mais a eficiência reprodutiva.

Causas

- Deficiências nutricionais: Uma nutrição inadequada durante e após o parto pode levar a uma condição corporal deficiente, desequilíbrios hormonais e períodos prolongados de anestro. Os climas tropicais podem exacerbar a escassez de alimentos e os desafios nutricionais.
- Índice de Condição Corporal (ECC): As vacas com baixo BCS no parto têm maior probabilidade de sofrer períodos prolongados de anestro devido a reservas de energia inadequadas para a função reprodutiva normal.
- Stress ambiental: As temperaturas elevadas, a humidade e outros factores de stress associados aos climas tropicais podem perturbar o equilíbrio hormonal, conduzindo a problemas reprodutivos. O stress térmico pode ter um impacto negativo na função ovárica e na deteção do cio.
- Práticas de gestão: As más práticas de maneio, como a monitorização insuficiente das vacas após o parto, estratégias de reprodução inadequadas e falta de cuidados veterinários, podem contribuir para um anestro prolongado.
- Problemas de saúde: Problemas de saúde subjacentes, incluindo infecções uterinas (metrite), retenção de placenta ou distúrbios metabólicos (como a febre do leite), podem impedir a recuperação reprodutiva normal após o parto.
- Factores hormonais: Os desequilíbrios nas hormonas reprodutivas, em particular a progesterona e as prostaglandinas, podem perturbar o regresso a ciclos estrais normais.
- Idade e paridade: As vacas mais velhas e as que têm um historial de problemas reprodutivos podem ter um risco mais elevado de anestro prolongado.

Incidência: A incidência de anestro pós-parto em bovinos pode variar muito, com estimativas que sugerem que 15% a 40% das vacas podem apresentar essa condição, particularmente em rebanhos leiteiros tropicais. Factores como as práticas de maneio, o apoio nutricional e as condições ambientais podem influenciar significativamente a prevalência do anestro pós-parto.

Fisiopatologia

- Regulação hormonal: Após o parto, o equilíbrio hormonal normal é essencial para o recomeço dos ciclos estrais. A perturbação da secreção de gonadotropinas (LH e FSH) da glândula pituitária e de prostaglandinas do útero pode levar a um anestro prolongado.

- Involução uterina retardada: O processo de involução uterina (o regresso do útero ao seu tamanho e condição anteriores à gravidez) pode ser prolongado em casos de retenção da placenta ou infeção uterina, atrasando o recomeço da atividade ovárica.
- Estado nutricional: As vacas com reservas corporais insuficientes podem não produzir níveis adequados de hormonas reprodutivas, o que resulta numa ausência de cio.

Sintomas clínicos

- Ausência de cio: Ausência de sinais de cio, tais como comportamento de monta, vocalizações ou outros comportamentos típicos de cio, durante o período esperado após o parto.
- Retorno tardio à reprodução: Períodos prolongados de anestro podem levar a intervalos mais longos entre o parto e a próxima reprodução bem sucedida.
- Condição corporal deficiente: As vacas podem apresentar baixos índices de condição corporal, indicando uma nutrição inadequada ou problemas de saúde.

Diagnóstico

- Historial e exame clínico: Recolha de informações sobre a história reprodutiva da vaca, o estado nutricional, a condição corporal e as práticas de maneio.
- Palpação rectal: O veterinário pode efetuar um exame rectal para avaliar o aparelho reprodutor, verificando se existem anomalias, como retenção de placenta ou infecções uterinas.
- Análise hormonal: As análises ao sangue para avaliar os níveis das hormonas reprodutivas, em particular a progesterona, podem ajudar a diagnosticar a causa do anestro.
- Ultrassom: A ecografia pode fornecer informações valiosas sobre os ovários e o útero, confirmando condições normais ou anormais.

Tratamento

- Terapia hormonal: A administração de prostaglandina F2α pode estimular as contracções uterinas para ajudar na expulsão da placenta retida e induzir o cio. A GnRH também pode ser utilizada para estimular a atividade ovárica.
- Melhoria nutricional: Melhorar a dieta com energia, proteínas, vitaminas e minerais suficientes pode ajudar a restaurar a função reprodutiva normal.
- Alterações de gestão: A implementação de práticas eficazes de gestão da reprodução, incluindo a inseminação artificial (IA) atempada e a deteção de cio, pode melhorar o sucesso reprodutivo.
- Gestão da saúde: A resolução de quaisquer problemas de saúde subjacentes através de intervenção veterinária pode facilitar a recuperação e melhorar o desempenho reprodutivo.

Controlo

- Manejo nutricional: Fornecer uma dieta equilibrada que satisfaça as necessidades energéticas e proteicas das vacas em lactação e assegurar uma condição corporal adequada aquando do parto.
- Redução do stress: A implementação de práticas para minimizar o stress, como o alojamento adequado, a ventilação e as técnicas de manuseamento, pode melhorar os resultados reprodutivos.
- Monitorização regular: Os controlos de saúde de rotina e a monitorização do desempenho reprodutivo podem ajudar a identificar problemas precocemente, permitindo uma intervenção atempada.

Prevenção

- Nutrição adequada: Assegurar que as vacas recebem alimentos de alta qualidade antes e depois do parto para manter uma condição corporal e um equilíbrio hormonal óptimos.
- Gestão eficaz da reprodução: Implementação de programas de reprodução estruturados com deteção eficaz do cio e calendarização da inseminação para maximizar a eficiência reprodutiva.
- Cuidados veterinários de rotina: Os exames veterinários e as vacinações regulares podem ajudar a manter a saúde geral do efetivo e a prevenir complicações associadas ao anestro pós-parto.
- Educação e treinamento: Fornecer formação ao pessoal da exploração sobre gestão reprodutiva, nutrição e redução do stress pode melhorar a gestão e a produtividade geral do efetivo.

Conclusão: O anestro pós-parto é um desafio reprodutivo significativo em bovinos, particularmente em regiões tropicais onde os factores ambientais e de gestão podem exacerbar a condição. Compreender as causas, os sintomas clínicos e as estratégias de gestão eficazes é crucial para prevenir e tratar este problema. Ao implementar uma gestão nutricional adequada, minimizar o stress e manter uma abordagem proactiva à saúde do efetivo, os produtores de gado podem reduzir eficazmente a incidência de anestro pós-parto e melhorar o desempenho reprodutivo dos seus efectivos.

Prem Kumar R, Rajanna R e Sunitha R. Anoestrus em bovinos: Um artigo de revisão. The Pharma Innovation Journal 2020; 9(9): 458-460.

Gary L. Williams e Marcel Amstalden. 2010. Compreendendo o anestro pós-parto e a puberdade na fêmea de corte. Anais, Estratégias Reprodutivas Aplicadas em Gado de Corte. 28-29 de janeiro de 2010; San Antonio, TX.

Kumar PR, Singh SK, Kharche SD, Chethan Sharma G, Behera BK, Shukla SN, Kumar H, Agarwal SK. (2014). Anestrus in cattle and buffalo: Indian perspective. Adv. Anim. Vet. Sci. 2 (3): 124 - 138.

https://cgspace.cgiar.org/server/api/core/bitstreams/61dab300-3402-4d03-bade-fb61e6978135/content

Rhodes FM, McDougall S, Burke CR, Verkerk GA e Macmillan KL. 2003. Revisão convidada: Treatment of Cows with an Extended Postpartum Anestrous Interval. J. Dairy Sci. 86:1876-1894.

https://beefrepro.org/wp-content/uploads/2020/09/11-PP-Anderson.pdf

Capítulo 41: Síndrome de reprodução repetida em bovinos

Introdução: A síndrome de reprodução repetida (SRR) em bovinos é definida como a incapacidade de uma vaca conceber após múltiplas tentativas de reprodução, normalmente três ou mais, num único ciclo estral ou ao longo de vários ciclos. Esta condição coloca desafios económicos significativos aos produtores de gado, especialmente em regiões tropicais onde os factores de stress ambiental e as práticas de gestão podem exacerbar os problemas reprodutivos. Compreender as causas, a incidência, a fisiopatologia, os sintomas clínicos, o diagnóstico, o tratamento, o controlo e a prevenção da síndrome de repetição da reprodução é essencial para melhorar a eficiência reprodutiva.

Causas

- Deficiências nutricionais: Uma nutrição inadequada, particularmente deficiências de energia, proteínas, vitaminas (como A, D, E) e minerais (como selénio e zinco), pode prejudicar o desempenho reprodutivo.
- Stress térmico: As temperaturas elevadas e a humidade prevalecente nos climas tropicais podem perturbar o equilíbrio hormonal, afectando negativamente a ovulação e as taxas de conceção.
- Fraco índice de condição corporal (BCS): As vacas com peso a menos ou com peso a mais podem sofrer desequilíbrios hormonais que levam à repetição da reprodução.
- Infecções e doenças: As infecções uterinas (endometrite, metrite) e as doenças sistémicas podem interferir com a fertilidade e contribuir para a repetição da reprodução.
- Desequilíbrios hormonais: As perturbações na regulação hormonal normal do ciclo estral podem levar à incapacidade de conceber.
- Factores genéticos: Algumas raças podem ter problemas de fertilidade inerentes ou um desempenho reprodutivo inferior.
- Práticas de gestão: Uma deteção deficiente do cio, uma gestão inadequada da reprodução e cuidados veterinários insuficientes podem levar a uma reprodução repetida.
- Idade e paridade: As novilhas jovens podem ter uma reprodução repetida à medida que atingem a maturidade, enquanto as vacas mais velhas podem ter uma fertilidade reduzida devido a problemas relacionados com a idade.

Incidência: A incidência da síndrome de reprodução repetida pode variar muito com base em vários factores, incluindo a gestão do efetivo, as condições ambientais e as práticas nutricionais. Nas regiões tropicais, a prevalência da RBS é frequentemente mais elevada devido aos efeitos combinados do stress térmico e das deficiências nutricionais.

Fisiopatologia: A fisiopatologia da síndrome de reprodução repetida envolve interações complexas entre factores ambientais, nutricionais e fisiológicos.

- Regulação hormonal: O ciclo estral é controlado por hormonas como a hormona libertadora de gonadotropinas (GnRH), a hormona luteinizante (LH) e a hormona folículo-estimulante (FSH). Qualquer perturbação deste equilíbrio hormonal pode levar a ciclos irregulares e a repetidas falhas na conceção.
- Disfunção ovariana: O stress térmico e a má nutrição podem prejudicar o desenvolvimento e a função dos folículos ovarianos, levando à anovulação ou ao atraso da ovulação.
- Ambiente uterino: A presença de infecções ou processos inflamatórios no trato reprodutivo pode criar um ambiente uterino desfavorável à implantação e desenvolvimento do embrião.

Sintomas clínicos

- Ciclos estrais irregulares: As vacas podem ter intervalos prolongados entre cios ou apresentar sinais de cio irregulares.
- Falha na conceção: Apesar de várias tentativas de reprodução, há uma falha consistente em conseguir uma gravidez.
- Anestro prolongado: Períodos prolongados sem cio visível podem indicar problemas de saúde reprodutiva subjacentes.

Diagnóstico

- Historial e exame clínico: É essencial recolher informações pormenorizadas sobre a história reprodutiva, o estado nutricional e as práticas de maneio.
- Monitorização dos ciclos estrais: Observar a vaca para detetar sinais de cio e seguir o ciclo estral pode ajudar a identificar irregularidades.
- Análise hormonal: As análises ao sangue que medem os níveis hormonais (por exemplo, progesterona, estradiol) podem fornecer informações sobre a função ovárica e o momento da ovulação.
- Exame de ultrassom: A ecografia transrectal pode ser utilizada para avaliar a atividade dos ovários, o desenvolvimento dos folículos e identificar quaisquer anomalias uterinas.
- Culturas bacterianas: A pesquisa de agentes patogénicos reprodutivos através de esfregaços uterinos pode ajudar a identificar infecções que possam contribuir para a reprodução repetida.

Tratamento

- Intervenções nutricionais: Melhorar a dieta para obter a energia, as proteínas, as vitaminas e os minerais necessários pode apoiar a função reprodutora normal.
- Terapia hormonal: A administração de gonadotropinas (como a GnRH ou a LH) pode estimular o desenvolvimento dos folículos e promover a ovulação.
- Tratamento de infecções: É essencial tratar as infecções uterinas e outros problemas de saúde que possam afetar a fertilidade.

- Mitigação do stress térmico: A implementação de estratégias para reduzir o stress térmico, tais como o fornecimento de sombra, ventilação e acesso à água, pode melhorar o desempenho reprodutivo.
- Abate: Em casos persistentes, o abate de reprodutores repetidos do efetivo pode ser necessário para melhorar a fertilidade global do efetivo.

Controlo

- Controlo nutricional: O fornecimento de uma dieta equilibrada que satisfaça as necessidades nutricionais das vacas prenhes e em lactação é essencial para a saúde reprodutiva.
- Gestão do stress térmico: A implementação de medidas para minimizar o stress térmico pode melhorar a saúde geral e o desempenho reprodutivo.
- Controlo regular da saúde: A realização de controlos de rotina para detetar problemas de saúde reprodutiva e a sua resolução atempada podem melhorar os resultados.

Prevenção

- Nutrição adequada: Garantir uma alimentação de alta qualidade que satisfaça as necessidades energéticas, proteicas e minerais dos bovinos é essencial para manter a saúde reprodutiva.
- Deteção eficaz do cio: A implementação de práticas estruturadas de gestão da reprodução, incluindo a deteção cuidadosa do cio e a inseminação artificial, pode melhorar os resultados reprodutivos.
- Gestão do stress: A redução do stress através de práticas adequadas de alojamento, manuseamento e gestão ambiental pode melhorar a saúde reprodutiva.
- Educação e formação: A formação do pessoal da exploração sobre a gestão reprodutiva e os sinais de cio pode melhorar a monitorização e as intervenções.

Conclusão: A síndrome de repetição da reprodução é um desafio reprodutivo significativo no gado, particularmente em regiões tropicais onde os factores ambientais e nutricionais podem ter um impacto negativo na saúde reprodutiva. Compreender as causas, os sintomas e as estratégias de gestão eficazes é essencial para lidar com esta condição. Ao implementar um manejo nutricional adequado, minimizando o estresse térmico e mantendo práticas proativas de saúde do rebanho, os produtores de gado podem reduzir a incidência da síndrome da repetição da reprodução e melhorar o desempenho reprodutivo geral de seus rebanhos.

https://ccari.icar.gov.in/Extension%20Folder%20No-49.pdf

https://www.cargill.co.in/en/repeat-breeding-in-cattle-causes-and-prevention

Pérez-Marín CC, Quintela LA. Current Insights in the Repeat Breeder Cow Syndrome. Animals (Basel). 2023 Jul 3;13(13):2187. doi: 10.3390/ani13132187.

https://en.vikaspedia.in/viewcontent/agriculture/livestock/cattle-buffalo/breeding-management-1/repeat-breeding-syndrome-2013-the-major-cause-of-infertility-in-dairy-cows

https://www.thecattlesite.com/diseaseinfo/231/repeat-breeding-syndrome

Gustafsson H, Emanuelson U. Characterisation of the repeat breeding syndrome in Swedish dairy cattle. Ata Vet Scand. 2002;43(2):115-25. doi: 10.1186/1751-0147-43-115.

https://www.partners-in-reproduction.com/diseases-disorders/pregnancy-disorders/repeat-breeding/

https://cgspace.cgiar.org/server/api/core/bitstreams/51fae59d-7d36-4c08-8478-bd941f5938ff/content

Dipti Nain, Raju Kumar Dewry, Hanuman Prasad Yadav, Dileep Kumar Yadav, Vinod Kumar Gupta e Tushar Kumar Mohanty. 2023. Avanços actuais na gestão da síndrome de reprodução repetida em bovinos e búfalos. The Pharma Innovation Journal 2023; 12(5): 3444-3450.

Capítulo 42: Prolapso cérvico-vaginal em bovinos

Introdução: O prolapso cérvico-vaginal é uma condição em bovinos caracterizada pela protrusão da cérvix e parte da vagina através da vulva. Esta condição pode ocorrer antes ou depois do parto e é particularmente preocupante devido ao potencial de infeção, lesão e complicações durante o ciclo reprodutivo. A compreensão e o manejo adequados do prolapso cérvico-vaginal são essenciais para manter a saúde e a produtividade do rebanho.

Causas: O prolapso cérvico-vaginal pode resultar de vários factores inter-relacionados.

- Desequilíbrios hormonais: Níveis hormonais anormais, particularmente relacionados com o estrogénio, podem levar a um aumento da vascularização e inchaço dos tecidos vaginais, tornando-os mais propensos ao prolapso.
- Predisposição genética: Certas raças e linhas genéticas podem ter uma maior suscetibilidade ao prolapso devido a factores estruturais e anatómicos.
- Obesidade: As vacas com excesso de peso têm maior probabilidade de sofrer de prolapso, uma vez que o excesso de gordura pode exercer pressão sobre o trato reprodutor e o pavimento pélvico.
- Distocia: Um parto difícil pode provocar traumas e tensão nos tecidos vaginais e cervicais, aumentando o risco de prolapso.
- Estruturas de suporte inadequadas: A fraqueza das estruturas de suporte pélvico pode predispor as vacas ao prolapso, especialmente em animais mais velhos ou com problemas reprodutivos anteriores.
- Paridade elevada: As vacas que pariram várias vezes podem estar em maior risco devido ao enfraquecimento do suporte pélvico ao longo do tempo.
- Factores de stress ambiental: O stress resultante de más condições de alojamento, condições meteorológicas extremas e nutrição inadequada pode contribuir para a incidência de prolapso cérvico-vaginal.

Incidência: A incidência de prolapso cérvico-vaginal pode variar dependendo das práticas de manejo, da raça e de fatores ambientais. Em alguns estudos, foi relatado que a incidência pode variar de 1% a 5% dos eventos de parto, com taxas mais altas observadas em certas raças e sob condições ambientais específicas.

Fisiopatologia: A fisiopatologia do prolapso cérvico-vaginal envolve vários mecanismos.

- Aumento da pressão intra-abdominal: Factores como a distócia ou o esforço excessivo podem aumentar a pressão dentro da cavidade abdominal, empurrando o colo do útero e a vagina para fora.
- Alterações hormonais: Os níveis elevados de estrogénio durante o final da gravidez podem levar a um aumento da vascularização e edema dos tecidos vaginais, tornando-os mais susceptíveis ao prolapso.

- Fraqueza dos tecidos: Os tecidos conjuntivos enfraquecidos devido à idade, desequilíbrios hormonais ou lesões anteriores podem comprometer a integridade estrutural do colo do útero e da vagina, contribuindo para o prolapso.
- Perda de suporte: Os danos nas estruturas de suporte pélvico causados por gravidezes anteriores ou por factores de stress ambiental podem levar a um suporte insuficiente para o aparelho reprodutor.

Sintomas clínicos: O prolapso cérvico-vaginal pode apresentar-se com vários sinais clínicos.

- Protrusão visível: O sinal mais óbvio é a protrusão visível do colo do útero e da vagina através da vulva, frequentemente coberta por uma membrana mucosa.
- Esforço ou desconforto: As vacas afectadas podem apresentar sinais de desconforto ou de esforço ao tentarem expulsar o tecido prolapsado.
- Odor desagradável: A presença de um corrimento com mau cheiro pode indicar necrose ou infeção do tecido prolapsado.
- Depressão e anorexia: As vacas podem parecer letárgicas e apresentar uma diminuição do apetite devido à dor e ao desconforto.
- Micção ou defecação anómalas: O prolapso pode interferir com a eliminação urinária e fecal normal, levando a outras complicações.

Diagnóstico

- Exame visual: A presença de um prolapso visível é a principal caraterística de diagnóstico.
- Exame físico: Um exame físico completo pode avaliar o estado geral de saúde da vaca e identificar eventuais problemas concomitantes.
- Registo do historial: A recolha de informações sobre o historial reprodutivo da vaca, os partos recentes e quaisquer incidentes anteriores de prolapso é importante para o diagnóstico.

Tratamento: O tratamento imediato é essencial para evitar complicações associadas ao prolapso cérvico-vaginal.

- Substituição manual: Se o prolapso for recente e o tecido não estiver gravemente danificado, o veterinário pode tentar recolocar manualmente o tecido prolapsado de volta na vagina.
- Dispositivos de apoio: Podem ser utilizados dispositivos de retenção vaginal (por exemplo, suturas ou anéis de suporte) para manter o tecido no sítio durante a recuperação.
- Medicamentos: Pode ser necessário administrar antibióticos para prevenir ou tratar infecções, e os medicamentos anti-inflamatórios podem ajudar a aliviar a dor.
- Intervenção cirúrgica: Em casos graves, podem ser necessários procedimentos cirúrgicos (por exemplo, cervicopexia) para manter o colo do útero e a vagina no sítio e evitar a recorrência.

- Monitorização: A monitorização atenta de sinais de infeção ou de outras complicações após o tratamento é essencial para a recuperação.

Controlo: O controlo da incidência do prolapso cérvico-vaginal implica a implementação de práticas de gestão eficazes.

- Controlo nutricional: O fornecimento de uma dieta equilibrada com vitaminas e minerais adequados pode ajudar a manter os tecidos reprodutivos saudáveis.
- Gestão pré-parto: Os controlos veterinários regulares durante o final da gravidez podem ajudar a identificar as vacas em risco de prolapso e a gerir os seus cuidados em conformidade.
- Redução do stress: A implementação de estratégias para minimizar o stress, incluindo uma gestão adequada do alojamento e do ambiente, pode reduzir o risco de prolapso.

Prevenção: A prevenção do prolapso cérvico-vaginal pode ser conseguida através de medidas proactivas.

- Práticas de abate: Considerar o abate de vacas com historial de prolapso ou problemas reprodutivos para reduzir o risco na manada.
- Monitorizar a condição corporal: A manutenção de um índice de condição corporal adequado pode ajudar a reduzir o risco de prolapso relacionado com a obesidade.
- Educação e formação: A formação do pessoal da exploração sobre técnicas de parto corretas e sinais de complicações pode assegurar uma intervenção e uma gestão atempadas.
- Cuidados de saúde de rotina: Os exames de saúde regulares, as vacinas e a desparasitação podem ajudar a manter a saúde geral e reduzir o risco de doenças que podem contribuir para o prolapso.

Conclusões: O prolapso cérvico-vaginal é um problema reprodutivo significativo em bovinos, particularmente em ambientes onde o stress e as práticas de gestão podem exacerbar a condição. Ao compreender as causas, os sintomas e as estratégias de manejo eficazes, os produtores de gado podem trabalhar para minimizar a incidência dessa condição, garantindo a saúde e a produtividade de seus rebanhos. Uma intervenção atempada, uma gestão nutricional adequada e cuidados proactivos são essenciais para gerir eficazmente o prolapso cérvico-vaginal.

Referências

https://www.msdvetmanual.com/reproductive-system/vaginal-and-cervical-prolapse/vaginal-and-cervical-prolapse-in-cattle-and-sheep

https://www.ndvsu.org/images/StudyMaterials/Gynae/CERVICO--VAGINAL-PROLAPSE.pdf

Vaid V, Gupta T, Mahajan K, Ahmad SF e Singh A. 2018. Prolapso cérvico-vaginal e sua gestão: um relato de caso. Indian J. Anim. Hlth. 57(2): 243-245.

https://en.wikipedia.org/wiki/Bovine_vaginal_prolapse

Sujit Mathew Kolangath, Chavan Nitin Bhaskar, Khatke Prashant Abaji e Dube Yogesh Subhash. 2020. Gestão do prolapso cérvico-vaginal em búfalas não descritas - um relato de caso. Bufalo Bulletin. 39(4): 531-537.

Sangle, RR. Maheshkumar V Ingawale, Deshmukh SG e Pawsheet CH. 2022. Successful Management of Pre Partum Cervico-Vaginal Prolapse Concurrent with Dystocia Due to Incomplete Cervical Dilatation in Surti Buffalo: Um relato de caso". Ata Scientific Veterinary Sciences 4(3): 52-55.

Capítulo 43: Reprodução controlada em bovinos

Introdução: A reprodução controlada em bovinos refere-se à gestão sistemática e planeada do acasalamento para atingir objectivos reprodutivos específicos. Esta abordagem envolve frequentemente técnicas como a inseminação artificial (IA), a transferência de embriões (TE) e a sincronização dos ciclos de cio para otimizar a eficiência reprodutiva e o melhoramento genético. A reprodução controlada é essencial para maximizar a produção, melhorar a saúde do efetivo e melhorar a qualidade da descendência.

Importância: A reprodução controlada é vital na produção de gado por várias razões.

Melhoramento genético: Permite a seleção de genética superior, melhorando caraterísticas como a produção de leite, taxas de crescimento e resistência a doenças.

Eficiência reprodutiva melhorada: Ao gerir o processo de reprodução, os agricultores podem garantir que as vacas são criadas na altura ideal, aumentando a probabilidade de gravidezes bem sucedidas.

Controlo de doenças: Os métodos de criação controlados podem reduzir o risco de doenças sexualmente transmissíveis, minimizando o contacto direto entre touros e vacas.

Melhoria da gestão do efetivo: Esta abordagem facilita um melhor planeamento e atribuição de recursos, resultando em intervalos entre partos mais previsíveis e numa maior produtividade global do efetivo.

Vantagens

Aumento das taxas de fertilidade: Ao programar cuidadosamente a inseminação e gerir os calendários de reprodução, a reprodução controlada pode conduzir a taxas de conceção mais elevadas.

Melhoria da diversidade genética: A reprodução controlada permite a introdução de diversas caraterísticas genéticas, que podem melhorar a saúde e a produtividade gerais do efetivo.

Melhor manutenção de registos: Este método permite um acompanhamento detalhado das actividades de reprodução, o que é essencial para avaliar o desempenho do efetivo e tomar decisões informadas sobre a reprodução.

Utilização eficiente dos recursos: A reprodução controlada reduz a necessidade de vários touros, diminuindo os custos associados à manutenção de animais reprodutores.

Programas de reprodução personalizáveis: Os agricultores podem adaptar os programas de criação para atingir objectivos específicos, como a produção de gado leiteiro ou de carne de alta qualidade, de acordo com as exigências do mercado.

Desvantagens

Custos iniciais elevados: A implementação de programas de reprodução controlada pode exigir um investimento inicial significativo em formação, equipamento e tecnologia.
Trabalho intensivo: A gestão de programas de reprodução controlada pode consumir muito tempo e pode exigir pessoal qualificado para tarefas como a deteção de cios e a inseminação.
As taxas de sucesso podem variar: Factores como o momento inadequado, o manuseamento do sémen ou problemas de saúde podem afetar as taxas de sucesso dos métodos de reprodução controlada.
Necessidade de monitorização contínua: A monitorização regular dos ciclos de cio e da saúde das vacas é crucial para o sucesso da reprodução controlada, necessitando de esforços de gestão contínuos.
Potencial de stress para os animais: Alguns animais podem sofrer stress devido ao manuseamento e aos tratamentos hormonais associados aos protocolos de sincronização.

Métodos

Inseminação Artificial (IA): Um método amplamente utilizado que envolve a deposição manual de sémen no trato reprodutivo da vaca, permitindo um controlo preciso da reprodução.
Transferência de embriões (TE): Uma técnica que permite a recolha e transferência de embriões de uma vaca dadora geneticamente superior para vacas receptoras, optimizando a propagação genética.
Sincronização do cio: Os protocolos hormonais são utilizados para sincronizar os ciclos de cio de um grupo de vacas, assegurando que podem ser criadas ao mesmo tempo.
Serviço Natural com Reprodução Controlada: Utilização de um touro selecionado para reproduzir as vacas dentro de um período de tempo específico, muitas vezes complementado pela monitorização das vacas para detetar sinais de cio.
Utilização da tecnologia: Avanços como a deteção eletrónica de cio, sistemas de reprodução automatizados e software de gestão de dados podem aumentar a eficiência dos programas de reprodução controlada.

Procedimento

Planeamento e preparação: Definir os objectivos de reprodução, selecionar os touros ou o sémen adequados e assegurar que todos os equipamentos e recursos necessários estão disponíveis.
Avaliação do estado de saúde: Efetuar controlos sanitários dos animais dadores e receptores para garantir que se encontram nas melhores condições para a reprodução.

Sincronização do cio: Administrar tratamentos hormonais para sincronizar os ciclos de cio das vacas.
Inseminação artificial: Monitorizar os sinais de cio e realizar a IA no momento ideal, utilizando sémen descongelado de touros selecionados.
Transferência de embriões (se aplicável): Recolher embriões de vacas dadoras após a fertilização e transferi-los para vacas receptoras sincronizadas.
Controlo: Verificar regularmente os sinais de gravidez e a saúde geral das vacas dadoras e receptoras, mantendo registos detalhados de todas as actividades de reprodução.
Cuidados de acompanhamento: Fornecer nutrição adequada e cuidados veterinários para garantir a saúde das vacas grávidas e monitorizar o parto.
Conclusão: A reprodução controlada em bovinos é uma abordagem estratégica que aumenta a eficiência reprodutiva e a qualidade genética dos efectivos. Através da utilização de técnicas como a inseminação artificial, a transferência de embriões e a sincronização do cio, os agricultores podem atingir os seus objectivos de reprodução ao mesmo tempo que melhoram a gestão do efetivo. Apesar de alguns desafios, como custos e intensidade de mão de obra, os benefícios do aumento das taxas de fertilidade, melhor diversidade genética e maior produtividade fazem da reprodução controlada uma prática essencial na pecuária moderna. À medida que a tecnologia continua a avançar, o potencial para otimizar ainda mais os programas de reprodução controlada contribuirá provavelmente para o sucesso global e a sustentabilidade da produção de gado.

Referências

https://funaab.edu.ng/wp-content/uploads/2009/12/460_LECTURE%20NOTES%20ON%20ANP%20508%20CONTROLLED%20BREEDING.pdf

Lindley, G., Willshire, J. e Martin, A. (2021), Controlled breeding in dairy cows. Parte 1: ciclo estral bovino e sincronização. In Practice, 43: 445-456. https://doi.org/10.1002/inpr.126

https://edis.ifas.ufl.edu/publication/AN267

https://sfyl.ifas.ufl.edu/media/Contolled-Breeding-Season.pdf

https://www.canr.msu.edu/news/controlled-breeding-for-better-beef-herd-management

Diskin M, Sreenan J, Roche J. Controlled Breeding Systems for Dairy Cows. Publicação Ocasional da BSAP. 2001;26(1):175-193. doi:10.1017/S0263967X0003367X

https://lgpress.clemson.edu/publication/controlled-breeding-and-calving-season/

https://futurebeef.com.au/the-many-benefits-of-controlled-mating/

https://www.msdvetmanual.com/management-and-nutrition/management-of-reproduction-cattle/breeding-programs-in-cattle-reproduction

http://www.agritech.tnau.ac.in/expert_system/cattlebuffalo/Breeding%20management%20of%20cattle%20and%20buffaloes-2.html

Manns JG e Hafs HD. 1976. Reprodução controlada em bovinos: uma revisão. Can. J. Anim. Sci. 56: 121-130.

Capítulo 44: Sincronização do cio em bovinos

Introdução: A sincronização do cio em bovinos é uma técnica de gestão reprodutiva utilizada para controlar o momento do cio e da ovulação num grupo de vacas. Isto permite um melhor planeamento da inseminação artificial (IA), uma maior eficiência reprodutiva e uma estação de partos mais uniforme. Nas regiões tropicais, a sincronização é particularmente valiosa porque factores ambientais como as altas temperaturas e a humidade podem complicar a deteção do cio e levar à perda de oportunidades de reprodução.

Importância em regiões tropicais: Em climas tropicais, o stress ambiental pode suprimir os sinais de cio, tornando difícil a deteção do cio natural. A sincronização ajuda a atenuar esta situação, alinhando o cio num período de tempo controlado, facilitando a IA e melhorando os resultados reprodutivos. Também reduz a dependência da deteção visível do cio, que pode ser menos fiável em condições tropicais.

Métodos de sincronização do cio

Protocolos de Prostaglandina (PGF2α):

Protocolo de injeção única: Uma injeção de PGF2α é administrada a vacas com um corpo lúteo (CL) funcional, conduzindo à luteólise e ao cio em 2-5 dias. No entanto, só é eficaz se a vaca estiver na fase lútea.

Protocolo de injeção dupla: Uma segunda injeção de PGF2α é administrada 11-14 dias após a primeira, assegurando que a maioria das vacas entra no cio independentemente da sua fase inicial. Isto aumenta a precisão da sincronização e é normalmente utilizado em regiões tropicais.

Protocolos de progestagénios (CIDR e MGA):

CIDR (Libertação Interna Controlada de Medicamentos): Um dispositivo vaginal que liberta progesterona, imitando a fase lútea. Após a remoção, a queda súbita da progesterona induz o cio. Os protocolos CIDR são amplamente utilizados devido à sua eficácia na sincronização de vacas em diferentes fases reprodutivas.

Acetato de melengestrol (MGA): Um progestagénio oral frequentemente utilizado em combinação com PGF2α. É alimentado durante 14 dias e, em seguida, é administrada uma única injeção de PGF2α 17 dias após a última alimentação para induzir o cio.

Protocolos baseados em GnRH e PGF2α:

Protocolo Ovsynch: A GnRH é administrada para induzir a ovulação e a renovação folicular, seguida de uma injeção de PGF2α 7 dias depois para provocar a luteólise e, em seguida, uma segunda injeção de GnRH 48 horas depois para desencadear a ovulação. A IA é efectuada 16-20 horas após a segunda injeção de GnRH. Este protocolo é altamente controlado e não depende da deteção do cio, o que o torna vantajoso para regiões tropicais com maior stress térmico.

Protocolo Co-Synch: Uma modificação do Ovsynch, em que a IA é realizada em simultâneo com a segunda injeção de GnRH, reduzindo a manipulação e melhorando a eficiência da programação.

Considerações sobre as regiões tropicais

- Gestão do stress ambiental: As temperaturas elevadas afectam o metabolismo das hormonas e reduzem a expressão do cio. A existência de sistemas de arrefecimento (ventoinhas, aspersores) e de áreas com sombra pode aumentar o sucesso da sincronização.
- Condição corporal e nutrição: A nutrição adequada e a avaliação da condição corporal são cruciais para o sucesso da sincronização, uma vez que as vacas precisam de energia e níveis minerais suficientes para responder bem aos protocolos hormonais.
- Deteção de cio: Embora alguns protocolos eliminem a necessidade de deteção visual do cio, continua a ser benéfico observar as vacas para confirmar o comportamento do cio antes da IA.

Vantagens

- Época de Partos Uniforme: Ajuda a criar uma época de partos mais previsível e uniforme, o que contribui para uma melhor gestão dos vitelos.
- Aumento da eficiência da IA: Reduz o tempo e a mão de obra necessários para a deteção do cio, permitindo que a IA seja realizada num horário fixo.
- Melhoria da fertilidade do efetivo: As vacas sincronizadas e inseminadas num horário fixo geralmente apresentam taxas de conceção mais elevadas devido à otimização do tempo.

Desvantagens

- Custo das hormonas e da mão de obra: Os tratamentos hormonais e o manuseamento são dispendiosos e podem exigir pessoal qualificado.
- Stress devido ao manuseamento: O manuseamento frequente e as injecções podem stressar as vacas, particularmente em climas quentes, afectando potencialmente o resultado da sincronização.
- Resposta variável: Nem todas as vacas respondem de forma uniforme aos protocolos de sincronização, particularmente se estiverem com deficiências nutricionais ou sob stress.

Procedimento

- Exame de saúde pré-sincronização: Realizar avaliações de saúde e garantir que as vacas estão em boas condições corporais para maximizar a eficácia do protocolo.
- Seleção do protocolo: Escolha um protocolo de sincronização adequado com base no tamanho do rebanho, nos recursos disponíveis e nas instalações de manuseamento.

- Administração de hormonas: Seguir os passos específicos do protocolo, administrando hormonas e gerindo as inserções de dispositivos conforme necessário.
- Momento da IA: Realizar a IA no intervalo especificado após a administração de hormonas ou a remoção do dispositivo para otimizar as taxas de conceção.

Conclusão: A sincronização do cio é uma ferramenta valiosa para os produtores de gado em regiões tropicais, ajudando a mitigar os desafios colocados pelas altas temperaturas e humidade. Ao melhorar a eficiência reprodutiva e facilitar a IA cronometrada, a sincronização apoia a produtividade do rebanho e reduz a dependência da deteção de cio em ambientes desafiadores.

Referências

http://extension.msstate.edu/sites/default/files/publications/publications/P2614_web.pdf

https://extension.sdstate.edu/sites/default/files/2020-09/P-00169.pdf

https://www.vet.k-state.edu/academics/student-faculty-handbook/studentorgs/aadpDocs/Estrous_Synchronization1.pdf

https://secure.caes.uga.edu/extension/publications/files/pdf/B%201232_5.PDF

https://www.msdvetmanual.com/management-and-nutrition/hormonal-control-of-estrus/hormonal-control-of-estrus-in-cattle

Liuel Yizengaw (2017). Revisão sobre a sincronização do estro e sua aplicação em bovinos. Int. J. Adv. Res. Biol. Sci. 4(4): 67-76. DOI: http://dx.doi.org/10.22192/ijarbs.2017.04.04.010

https://www.absglobal.com/synchronization-protocols/

https://www.aces.edu/wp-content/uploads/2018/09/ANR-1027.REV_.4.pdf

https://extension.psu.edu/common-sense-estrus-synchronization-in-beef-cattle

Odde K. G. (1990). Uma revisão da sincronização do cio em bovinos pós-parto. Journal of Animal Science, 68(3), 817-830. https://doi.org/10.2527/1990.683817x

https://beefrepro.org/wp-content/uploads/2020/09/Cliff_Lamb.pdf

Amare Bihon & Ayalew Assefa | (2021) Sincronização de estro baseada em prostaglandina em bovinos: Uma revisão, Cogent Food & Agriculture, 7:1, 1932051, DOI: 10.1080/23311932.2021.1932051

Lauderdale J. W. (2009). Artigo do centenário da ASAS: Contribuições do Journal of Animal Science para o desenvolvimento de protocolos de gestão da reprodução de bovinos através da sincronização do cio e da ovulação. Journal of Animal Science, 87(2), 801-812. https://doi.org/10.2527/jas.2008-1407

Capítulo 45: Tecnologia de transferência de embriões em bovinos

Introdução: A tecnologia de transferência de embriões (TE) em bovinos é uma técnica reprodutiva que envolve a recolha de embriões de uma vaca dadora, que são depois transferidos para vacas receptoras. Esta tecnologia é utilizada para melhorar o melhoramento genético, aumentar a eficiência reprodutiva e otimizar a produtividade do efetivo. A TE permite aos agricultores propagar a genética desejável sem necessidade de reprodução múltipla ou de acasalamento direto de touros de alto valor com muitas vacas.

Importância

A tecnologia de transferência de embriões é vital na moderna criação de gado e na agricultura por várias razões.

Melhoramento genético: A ET permite a multiplicação rápida de genética superior, permitindo a disseminação de caraterísticas desejáveis num rebanho.

Aumento da produtividade: Ao maximizar o potencial reprodutivo de vacas com elevado desempenho, a ET pode levar a um aumento da produção de leite e a melhores taxas de crescimento na descendência.

Controlo de doenças: O ambiente controlado da transferência de embriões reduz o risco de transmissão de doenças associado à reprodução natural e pode ajudar a manter a saúde do efetivo.

Preservação de raças raras: A tecnologia ET desempenha um papel na conservação de raças de gado ameaçadas ou menos comuns, permitindo a reprodução selectiva sem populações de reprodução extensivas.

Vantagens

Maior eficiência reprodutiva: Uma única vaca dadora pode produzir vários embriões por ciclo, aumentando significativamente o número de vitelos produzidos a partir de uma genética superior.

Diversidade genética: A ET permite a introdução de material genético diverso nos efectivos, aumentando a diversidade genética global.

Melhoria da gestão do efetivo: Os agricultores podem gerir mais eficazmente os programas de criação, alinhando-os com objectivos específicos, como a melhoria da produção de leite ou a resistência a doenças.

Melhores taxas de sobrevivência dos vitelos: A transferência de embriões para vacas receptoras bem geridas pode levar a maiores taxas de sobrevivência dos vitelos, especialmente quando as vacas receptoras são saudáveis e bem nutridas.

Flexibilidade nos programas de reprodução: A TE pode ser combinada com protocolos de inseminação artificial e sincronização, permitindo uma variedade de estratégias de reprodução.

Desvantagens

Custo elevado: A tecnologia e os conhecimentos necessários para uma transferência de embriões bem sucedida podem ser dispendiosos, incluindo os custos associados aos tratamentos hormonais, à recolha de embriões e à transferência.

Conhecimentos técnicos necessários: Uma transferência de embriões bem sucedida requer pessoal qualificado e pode haver uma curva de aprendizagem para os novos profissionais.

Variabilidade da taxa de sucesso: As taxas de sucesso das transferências de embriões podem variar em função de numerosos factores, incluindo a qualidade dos embriões, a sincronização das vacas receptoras e a perícia do técnico.

Disponibilidade limitada de genética de dadores: O acesso a vacas dadoras de alta qualidade pode ser limitado, especialmente para caraterísticas ou raças específicas.

Preocupações éticas: A manipulação da reprodução animal e as implicações em termos de bem-estar suscitam algumas preocupações éticas.

Métodos

A transferência de embriões em bovinos envolve geralmente os seguintes métodos:

Superovulação: A vaca dadora é tratada com hormonas para induzir o desenvolvimento de múltiplos óvulos (ovos) durante um único ciclo estral.

Recolha de embriões: Após a fertilização (normalmente através de inseminação artificial), os embriões são recolhidos do útero da vaca dadora através de um procedimento não cirúrgico ou cirúrgico.

Congelação de embriões: Os embriões recolhidos podem ser congelados para utilização posterior, permitindo o seu armazenamento e transporte a longo prazo.

Transferência de embriões para as receptoras: Os embriões viáveis são implantados em vacas receptoras sincronizadas, assegurando que as receptoras se encontram na fase correta do seu ciclo estral para uma implantação bem sucedida.

Procedimento

Preparação da dadora e das receptoras: A vaca dadora é submetida a um protocolo de superovulação para estimular a produção de múltiplos óvulos. As vacas receptoras são sincronizadas através de tratamentos hormonais para garantir que estão prontas para receber os embriões.

IA da vaca dadora: A vaca dadora é inseminada artificialmente após tratamento hormonal para fertilizar os óvulos recolhidos.

Recolha de embriões: Aproximadamente 7 a 10 dias após a inseminação, os embriões são colhidos do útero da vaca dadora, utilizando um cateter e uma solução salina para expulsar os embriões.

Avaliação dos embriões: Os embriões recolhidos são avaliados ao microscópio quanto à sua qualidade e viabilidade.

Transferência de embriões: Os embriões viáveis são transferidos para o útero das vacas receptoras sincronizadas utilizando uma pistola de inseminação.

Gestão pós-transferência: As receptoras são monitorizadas para detetar sinais de gravidez, normalmente confirmados através de exames veterinários algumas semanas após a transferência.

Conclusão: A tecnologia de transferência de embriões é uma ferramenta poderosa na criação moderna de bovinos, permitindo um melhoramento genético e um aumento da produtividade. Embora apresente certos desafios, incluindo custos e requisitos técnicos, os benefícios de uma maior eficiência reprodutiva e de uma melhor gestão dos efectivos ultrapassam frequentemente as desvantagens. Com os avanços contínuos nas tecnologias reprodutivas e melhores práticas de gestão, a transferência de embriões continuará a desempenhar um papel crucial na evolução da criação de gado e no melhoramento genético.

Referências

https://www.msdvetmanual.com/management-and-nutrition/embryo-transfer-in-farm-animals/embryo-transfer-in-cattle

https://baif.org.in/embryo-transfer

Yonas Dawle Menta. (2023). Revisão sobre transferência de embriões em bovinos e sua aplicação. Int. J. Adv. Res. Biol. Sci. 10(4): 71-87. DOI: http://dx.doi.org/10.22192/ijarbs.2023.10.04.006

https://vetmed.iastate.edu/story/embryo-transfer

https://lifetechindia.com/pdf/English_Book.pdf

Ferré, L. B., Kjelland, M. E., Strøbech, L. B., Hyttel, P., Mermillod, P., & Ross, P. J. (2020). Revisão: Avanços recentes na produção in vitro de embriões bovinos: história e métodos da biotecnologia reprodutiva. Animal : an international journal of animal bioscience, 14(5), 991-1004. https://doi.org/10.1017/S1751731119002775

https://repro360.com.au/sites/default/files/VTQ-Repro-Nav-Moet-A4-13.12.23.pdf

Hansen PJ. Necessidades prementes e avanços recentes para melhorar a produção de embriões in vitro em bovinos. Anim Reprod. 2024;21(3):e20240036. https://doi.org/10.1590/1984-3143-AR2024-0036

Lonergan P. Transferência de embriões: passado, presente, futuro - uma perspetiva pessoal. Anim Reprod. 2024;21(3):e20240068. https://doi.org/10.1590/1984-3143-AR2024-0068

Tsuji, H., Nagai, H., Kobinata, S., Koyama, H., Khurchabilig, A., Fukunaga, N., Asada, Y., & Sugimura, S. (2024). Compatibilidade da incubadora seca na produção in vitro de embriões bovinos. Theriogenology, 232, 117-123. Publicação online antecipada. https://doi.org/10.1016/j.theriogenology.2024.11.005

Yaacobi-Artzi S, Kalo D, Roth Z. Morphokinetics of In Vitro-Derived Embryos-A Lesson from Human and Bovine Studies (Morfocinética de embriões derivados de embriões in vitro - uma lição de estudos humanos e bovinos). Dairy. 2024; 5(3):419-435. https://doi.org/10.3390/dairy5030033

Capítulo 46: Insuficiência de fertilidade em bovinos

Introdução: A falha de fertilidade em bovinos refere-se à incapacidade de as vacas conceberem ou levarem uma gravidez até ao fim, resultando numa redução da eficiência reprodutiva. Esta condição representa desafios económicos significativos para as explorações leiteiras e de carne de bovino, especialmente nas regiões tropicais, onde os factores ambientais podem exacerbar os problemas reprodutivos. Compreender as causas, a incidência, a fisiopatologia, os sintomas clínicos, o diagnóstico, o tratamento, o controlo e a prevenção da falha de fertilidade é essencial para melhorar o desempenho reprodutivo dos bovinos.

Causas

- Stress térmico: As temperaturas e a humidade elevadas podem afetar negativamente as hormonas reprodutivas, prejudicar a função ovárica e conduzir a uma diminuição das taxas de fertilidade.
- Deficiências nutricionais: Uma nutrição inadequada, incluindo energia, proteínas, vitaminas e minerais, pode perturbar o equilíbrio hormonal e a função reprodutiva.
- Índice de Condição Corporal (ECC): As vacas com uma condição corporal inadequada (demasiado magras ou demasiado gordas) têm maior probabilidade de ter problemas de fertilidade. Uma condição corporal óptima é crucial para um desempenho reprodutivo normal.
- Infecções e doenças: As doenças reprodutivas como a metrite, a endometrite e outras infecções sistémicas podem afetar significativamente a fertilidade.
- Desequilíbrios hormonais: Os distúrbios endócrinos ou as perturbações na regulação hormonal podem levar a ciclos estrais irregulares e a uma ovulação deficiente.
- Idade e paridade: As novilhas mais jovens podem ter problemas de fertilidade quando atingem a maturidade, enquanto as vacas mais velhas podem ter desequilíbrios hormonais que afectam o seu desempenho reprodutivo.
- Práticas de gestão: Uma deteção deficiente do cio, uma gestão inadequada da reprodução e a falta de cuidados veterinários podem contribuir para a falha de fertilidade.
- Factores genéticos: Algumas caraterísticas genéticas podem predispor certas raças de gado ou indivíduos a taxas de fertilidade mais baixas.

Incidência: A incidência de falhas de fertilidade pode variar muito em função de vários factores, incluindo práticas de maneio, condições ambientais e saúde do efetivo. Nas regiões tropicais, a combinação de stress térmico e deficiências nutricionais conduz frequentemente a taxas mais elevadas de falhas de fertilidade em comparação com os climas temperados.

Fisiopatologia

A fisiopatologia da falha de fertilidade envolve interações complexas entre factores ambientais, nutricionais e fisiológicos.

- Regulação hormonal: O ciclo estral é regulado por várias hormonas, incluindo a hormona libertadora de gonadotropinas (GnRH), a hormona luteinizante (LH) e a hormona folículo-estimulante (FSH). As perturbações nestas hormonas podem levar a ciclos irregulares e a uma ovulação deficiente.
- Disfunção ovárica: O stress térmico e as deficiências nutricionais podem prejudicar o desenvolvimento e a função dos folículos ováricos, conduzindo à anovulação ou ao atraso da ovulação.
- Ambiente uterino: As infecções ou processos inflamatórios no trato reprodutivo podem criar um ambiente uterino desfavorável à implantação e desenvolvimento do embrião.

Sintomas clínicos

- Ciclos de cio irregulares: As vacas podem ter intervalos prolongados entre cios, não apresentar cios ou ter sinais de cio irregulares.
- Anestro prolongado: Períodos prolongados sem cio visível podem indicar problemas de saúde reprodutiva subjacentes.
- Baixas taxas de conceção: A diminuição das taxas de gestações bem sucedidas após a reprodução pode ser um indicador significativo de falha de fertilidade.
- Abortos e nados-mortos: Podem ser observadas taxas mais elevadas de perda de gravidez, especialmente se existirem infecções subjacentes ou problemas de saúde.

Diagnóstico

- Historial e exame clínico: A recolha de informações sobre a história reprodutiva, o estado nutricional e as práticas de maneio é crucial.
- Observação do cio: A monitorização dos sinais de cio e o acompanhamento dos ciclos estrais podem ajudar a identificar irregularidades.
- Análise hormonal: As análises ao sangue que medem os níveis hormonais (como a progesterona e o estradiol) podem fornecer informações sobre a função ovárica e o momento da ovulação.
- Exame de ultra-sons: A ecografia transrectal pode ser utilizada para avaliar a atividade ovárica, o desenvolvimento dos folículos e a presença de anomalias uterinas.
- Culturas bacterianas: A pesquisa de agentes patogénicos reprodutivos através de esfregaços uterinos pode ajudar a identificar infecções que contribuem para problemas de fertilidade.

Tratamento

- Intervenções nutricionais: Melhorar a dieta para garantir energia, proteínas, vitaminas e minerais adequados pode apoiar a função reprodutiva normal.

- Terapia hormonal: A administração de gonadotropinas (como GnRH, LH) pode estimular a ovulação e regular os ciclos estrais.
- Tratamento de infecções: É essencial tratar as infecções uterinas e outros problemas de saúde que possam afetar a fertilidade.
- Mitigação do stress térmico: A implementação de estratégias para reduzir o stress térmico, tais como o fornecimento de sombra, ventilação adequada e hidratação, pode melhorar o desempenho reprodutivo.

Controlo

- Controlo nutricional: O fornecimento de uma dieta equilibrada adaptada às necessidades das vacas grávidas e em lactação é crucial para a saúde reprodutiva.
- Gestão do stress térmico: A implementação de sistemas de arrefecimento, alojamento adequado e práticas de gestão para reduzir o stress térmico é vital.
- Controlo regular da saúde: Os controlos de rotina da saúde reprodutiva e as intervenções atempadas para quaisquer problemas identificados podem melhorar a fertilidade geral.

Prevenção

- Nutrição adequada: Assegurar uma alimentação de alta qualidade que satisfaça as necessidades energéticas, proteicas e minerais é essencial para manter a saúde reprodutiva.
- Deteção eficaz do cio: A implementação de práticas estruturadas de gestão da reprodução, incluindo a deteção cuidadosa do cio e a inseminação artificial, pode melhorar os resultados reprodutivos.
- Gestão do stress: A minimização do stress através de práticas adequadas de alojamento e manuseamento pode melhorar a saúde reprodutiva geral.
- Educação e formação: A formação do pessoal da exploração sobre a gestão reprodutiva e os sinais de cio pode melhorar a monitorização e as intervenções.

Conclusão: A falha de fertilidade em bovinos é um desafio significativo, particularmente em regiões tropicais onde os factores ambientais e nutricionais podem ter um impacto negativo na saúde reprodutiva. Compreender as causas, os sintomas e as estratégias de manejo eficazes é essencial para lidar com essa condição. Ao implementar uma gestão nutricional adequada, minimizar o stress térmico e manter práticas proactivas de saúde do efetivo, os produtores de gado podem reduzir a incidência de falhas de fertilidade e melhorar o desempenho reprodutivo geral dos seus efectivos.

https://en.vikaspedia.in/viewcontent/agriculture/livestock/general-management-practices-of-livestock/infertility-in-farm-animals

Pohler KG, Reese ST, Franco GA, Oliveira RV, Paiva R, Fernandez L, de Melo G, Vasconcelos JLM, Cooke R, Poole RK. New approaches to diagnose and target reproductive failure in cattle. Anim Reprod. 2020 Sep 15;17(3):e20200057. doi: 10.1590/1984-3143-AR2020-0057. Erratum in: Anim Reprod. 2021 Jun 18;18(2):e20210033. doi: 10.1590/1984-3143-AR2021-0033.

Chakurkar E. B., Barbuddhe S. B. e Sundaram R. N. S. (2008) Infertility in farm animals: causes and remedies. Boletim Técnico n.º 15, Complexo de Investigação do ICAR para Goa (Conselho Indiano de Investigação Agrícola), Ela, Old Goa-403402, Goa, Índia.

Graden, A. P., Olds, D., Mochow, C. R., & Mutter, L. R. (1968). Causas de falha de fertilização em gado de reprodução repetida. Journal of dairy science, 51(5), 778-781. https://doi.org/10.3168/jds.S0022-0302(68)87070-5

https://www.agric.wa.gov.au/livestock-biosecurity/infertility-and-abortion-cows

https://www.msdvetmanual.com/reproductive-system/reproductive-system-introduction/infertility-in-animals

NAAS 2013. Livestock Infertility and Its Management (Infertilidade do gado e sua gestão). Policy Paper No. 59, Academia Nacional de Ciências Agrícolas, Nova Deli: 20 p.

David Wolfenson, Zvi Roth, Impacto do stress térmico na reprodução e fertilidade das vacas, Animal Frontiers, Volume 9, Edição 1, janeiro de 2019, Páginas 32-38, https://doi.org/10.1093/af/vfy027

Walsh SW, Williams EJ, Evans AC. A review of the causes of poor fertility in high milk producing dairy cows. Anim Reprod Sci. 2011 Feb;123(3-4):127-38. doi: 10.1016/j.anireprosci.2010.12.001.

https://www.lsuagcenter.com/nr/rdonlyres/9f5679c3-b754-40a4-ab50-f04e55ca89a8/75672/infertilityincattle.pdf

https://www.dairyknowledge.in/dkp/article/management-infertility

https://www.ucd.ie/t4cms/infertility%20in%20cattle.pdf

https://extension.msstate.edu/sites/default/files/topic-files/cattle-business-mississippi-articles/cattle-business-mississippi-articles-landing-page/mca_aug2010.pdf

https://www.dpi.nsw.gov.au/__data/assets/pdf_file/0006/160368/cattle-reproductive-disease.pdf

Capítulo 47: Factores que afectam a taxa de conceção nos bovinos

Introdução: A taxa de conceção em bovinos é um fator crítico que influencia o desempenho reprodutivo e a produtividade geral em rebanhos leiteiros e de corte. Nas regiões tropicais, vários factores ambientais, de gestão e biológicos podem afetar significativamente as taxas de conceção. **Fatores ambientais**

Temperatura e humidade: As temperaturas elevadas podem provocar stress térmico nos bovinos, afectando o equilíbrio hormonal e a ovulação. As vacas expostas a um stress térmico prolongado podem apresentar um comportamento de estro reduzido e taxas de conceção mais baixas. A humidade elevada pode agravar o stress térmico, tornando mais difícil para os bovinos regularem a sua temperatura corporal. Isto pode levar a uma diminuição da ingestão de alimentos, afectando a saúde geral e a fertilidade.

Sazonalidade

- Época de reprodução: Nas regiões tropicais, as épocas de reprodução podem ser influenciadas pelas estações húmida e seca. O gado pode apresentar um melhor desempenho reprodutivo durante os meses mais frios e secos.
- Qualidade das pastagens: As alterações sazonais podem afetar a disponibilidade e a qualidade da forragem, com impacto na condição corporal e, consequentemente, no desempenho reprodutivo.

Factores nutricionais

- Qualidade da dieta: Uma dieta equilibrada rica em energia, proteínas, vitaminas e minerais é essencial para um desempenho reprodutivo ótimo. As deficiências nutricionais, especialmente em energia e proteínas, podem levar ao anestro ou a intervalos de parto prolongados.
- Índice de Condição Corporal (ECC): As vacas com um BCS de 3,0 a 3,5 têm maior probabilidade de conceber. A má condição corporal, especialmente após o parto, pode afetar negativamente os ciclos estrais e a fertilidade.

Práticas de gestão

- Gestão da reprodução: O momento correto da inseminação artificial (IA) e da reprodução natural é crucial. A deteção exacta do cio e os protocolos de sincronização podem melhorar as taxas de conceção.
- Gestão da saúde do efetivo: A vacinação contra doenças reprodutivas (por exemplo, leptospirose, BVD) e os controlos sanitários regulares são vitais. As doenças podem causar falhas na reprodução e reduzir as taxas de conceção.
- Práticas de abate: O abate regular de animais não produtivos ou de baixa fertilidade ajuda a manter um efetivo saudável e produtivo.

Saúde reprodutiva

- Doenças infecciosas: Doenças como infecções uterinas (endometrite) e infecções do aparelho reprodutor podem prejudicar a fertilidade. Os controlos veterinários regulares podem ajudar a identificar e tratar essas doenças.

- Parasitismo: Os parasitas internos e externos podem afetar a saúde geral e o estado nutricional, levando a uma diminuição da fertilidade. São essenciais programas eficazes de controlo dos parasitas.

Factores genéticos

- Diferenças de raça: Certas raças podem ter caraterísticas de fertilidade diferentes. As raças zebuínas, por exemplo, tendem a ter melhor tolerância ao calor e fertilidade em climas tropicais do que as raças temperadas.
- Seleção genética: A seleção de caraterísticas de fertilidade em programas de reprodução pode melhorar o desempenho reprodutivo geral.

Factores de stress

- Manuseamento e transporte: O stress durante o manuseamento, o transporte ou o desmame pode ter um impacto negativo no desempenho reprodutivo. É importante minimizar o stress através de técnicas de manuseamento adequadas.
- Stress social: As alterações na dinâmica do grupo ou a introdução de novos animais podem provocar stress, afectando o ciclo reprodutivo.

Idade e paridade

- Idade do animal: As novilhas jovens e as vacas mais velhas podem ter níveis de desempenho reprodutivo diferentes. As novilhas têm normalmente taxas de conceção mais baixas durante a sua primeira época de reprodução.
- Paridade: O número de entalhes (paridade) pode influenciar o desempenho reprodutivo. As vacas mais velhas podem ter taxas de gravidez mais elevadas, mas também podem ter problemas como infecções uterinas.

Outros factores de gestão

- Momento da reprodução: A reprodução na altura certa, tendo em conta o ciclo estral da vaca e as condições ambientais, é fundamental.
- Uso de tecnologia: A utilização de tecnologias reprodutivas, como a sincronização do cio e a IA, pode aumentar as taxas de conceção.

Conclusão: As taxas de conceção em bovinos nas regiões tropicais são influenciadas por uma interação complexa de factores ambientais, nutricionais, de gestão, de saúde reprodutiva, genéticos e relacionados com o stress. Práticas de gestão eficazes que abordem estes factores podem ajudar a melhorar a fertilidade e a produtividade global dos efectivos bovinos. O monitoramento regular da saúde do rebanho, do estado nutricional e das condições ambientais, juntamente com programas estratégicos de reprodução, é essencial para otimizar as taxas de conceção e garantir um desempenho reprodutivo bem-sucedido.

https://www.iowabeefcenter.org/bch/ConceptionRate.pdf

Souames S, Berrama Z. Factores que afectam a taxa de conceção após a primeira inseminação artificial numa exploração privada de gado leiteiro no Norte da Argélia. Vet World. 2020 Dec;13(12):2608-2611. doi: 10.14202/vetworld.2020.2608-2611.

Badinga, L., Collier, R. J., Thatcher, W. W., & Wilcox, C. J. (1985). Efeitos de factores climáticos e de gestão na taxa de conceção de vacas leiteiras em ambiente subtropical. Journal of dairy science, 68(1), 78-85. https://doi.org/10.3168/jds.S0022-0302(85)80800-6

Howlader MMR, Rahman MM, Hossain MG, Hai MA. Fatores que afetam a taxa de conceção de vacas leiteiras após inseminação artificial em área selecionada no distrito de Sirajgonj, Bangladesh. Biomed J Sci & Tech Res 13(2)-2019. BJSTR. MS.ID.002386.

Hossain DN, Talukder M, Begum MK, , Paul AK. Determinação dos factores que afectam a taxa de gravidez das vacas após a inseminação artificial em Monirampur Upazila do distrito de Jessore do Bangladesh. Journal of Embryo Transfer 2016;31:349-353. https://doi.org/10.12750/JET.2016.31.4.349

Ukita, H., Yamazaki, T., Yamaguchi, S., Abe, H., Baba, T., Bai, H., Takahashi, M., & Kawahara, M. (2022). Factores ambientais que afectam as taxas de conceção de vacas leiteiras nulíparas e primíparas. Journal of dairy science, 105(8), 6947-6955. https://doi.org/10.3168/jds.2022-21948

Drost, M., Ambrose, J. D., Thatcher, M. J., Cantrell, C. K., Wolfsdorf, K. E., Hasler, J. F., & Thatcher, W. W. (1999). Taxas de conceção após inseminação artificial ou transferência de embriões em vacas leiteiras em lactação durante o verão na Florida. Theriogenology, 52(7), 1161-1167. https://doi.org/10.1016/S0093-691X(99)00208-3

Capítulo 48: Recolha de leite nos bovinos

Introdução: A coleta de leite em bovinos é um processo crucial na pecuária leiteira, influenciando a qualidade do leite produzido, a eficiência das operações e o bem-estar geral dos animais. São utilizados vários métodos para a recolha de leite, cada um com as suas vantagens e desvantagens.

Ordenha manual: A ordenha manual é o método tradicional de recolha de leite das vacas. O agricultor utiliza as suas mãos para extrair manualmente o leite do úbere.

Méritos:

- Económica: Requer um investimento mínimo em equipamento e infra-estruturas.
- Bem-estar dos animais: Permite a interação pessoal com as vacas, o que pode reduzir o stress.
- Flexibilidade: Adequado para operações de pequena escala e pode ser efectuado em qualquer lugar sem equipamento especializado.

Deméritos:

- Trabalho intensivo: Requer muito tempo e mão de obra, o que o torna menos eficiente para grandes efectivos.
- Riscos de higiene: Maior potencial de contaminação se não forem seguidas práticas de higiene corretas.
- Esforço físico: Pode provocar tensão física e desconforto para os ordenhadores ao longo do tempo.

Máquinas de ordenha: As máquinas de ordenha utilizam a sucção para extrair o leite do úbere, automatizando o processo de ordenha.

Méritos:

- Aumento da eficiência: Reduz significativamente o tempo necessário para ordenhar grandes efectivos.
- Maior produção de leite: Pode melhorar a produção de leite devido a uma ordenha consistente e eficiente.
- Poupança de mão de obra: Reduz o esforço físico dos trabalhadores, permitindo que mais vacas sejam ordenhadas com menos pessoal.

Deméritos:

- Custo inicial: Requer um investimento significativo em equipamento e manutenção.
- Formação necessária: O pessoal deve receber formação para operar e manter as máquinas de forma eficaz.
- Potencial para ferimentos: A utilização incorrecta pode provocar lesões ou desconforto para as vacas, tais como ordenha excessiva ou danos nas tetas.

Ordenha de balde: Neste método, é utilizada uma máquina de ordenha para retirar o leite para um balde portátil em vez de o colocar diretamente num tanque de armazenamento.

Méritos:

- Flexibilidade: Adequado para explorações agrícolas mais pequenas ou com infra-estruturas limitadas.
- Portabilidade: O sistema pode ser facilmente deslocado para diferentes locais.
- Mão de obra reduzida: Mais rápida do que a ordenha manual, exigindo menos trabalhadores.

Deméritos:

- Preocupações de higiene: Maior risco de contaminação em comparação com os sistemas de condutas.
- Capacidade limitada: Não é adequado para operações em grande escala devido ao menor volume de recolha.

Ordenha canalizada: O leite é recolhido diretamente da vaca para um sistema de condutas que o transporta para um tanque de armazenamento.

Méritos:

- Higiénico: Reduz o risco de contaminação, minimizando a exposição ao ambiente.
- Fluxo contínuo: Permite uma recolha eficiente e reduz o tempo necessário para a ordenha.
- Eficiência laboral: Requer menos manuseamento manual do leite, reduzindo os custos de mão de obra.

Deméritos:

- Investimento inicial elevado: Requer um capital significativo para a instalação e manutenção do sistema.
- Complexidade: Os sistemas mais complexos podem exigir formação especializada para o seu funcionamento e resolução de problemas.

Sistemas de ordenha automáticos (AMS): Também conhecidos como ordenha robotizada, os sistemas AMS automatizam todo o processo de ordenha, permitindo que as vacas entrem na área de ordenha quando lhes for conveniente.

Méritos:

- Bem-estar dos animais: As vacas podem ser ordenhadas ao seu próprio ritmo, reduzindo o stress.
- Eficiência laboral: Reduz significativamente a necessidade de trabalho manual, permitindo que o pessoal se concentre noutras tarefas.
- Aumento da produção de leite: As vacas podem ser ordenhadas com mais frequência, o que pode levar a uma maior produção global.

Deméritos:

- Custo elevado: Os custos iniciais de instalação e manutenção são significativamente mais elevados do que os dos métodos de ordenha tradicionais.
- Questões técnicas: A dependência da tecnologia pode levar a perdas de produção em caso de avaria do equipamento.
- Período de adaptação: As vacas podem necessitar de tempo para se adaptarem ao novo sistema.

Conclusão: A escolha de um método apropriado de coleta de leite depende de vários fatores, incluindo o tamanho do rebanho, recursos disponíveis, layout da fazenda e objetivos de gerenciamento. Enquanto os métodos tradicionais como a ordenha manual ainda podem ser adequados para fazendas de pequena escala, as operações maiores podem se beneficiar de sistemas automatizados que aumentam a eficiência e a qualidade do leite. Em última análise, o método correto deve dar prioridade ao bem-estar animal, à higiene e à viabilidade económica para garantir uma exploração leiteira sustentável e rentável.

Referências

https://agritech.tnau.ac.in/ta/animal_husbandry/animhus_cattle_milking%20method.html#:~:text=Cows%20are%20milked%20from%20left,on%20to%20a%20strip%20cup.

https://dairy-cattle.extension.org/collection-and-preparation-of-milk-samples-for-microbiological-culturing/

https://www.fao.org/4/y3548e/y3548e06.htm

https://extension.umaine.edu/veterinarylab/wp-content/uploads/sites/23/2014/07/Procedures-for-Collecting-Milk-Samples-NMC.pdf

https://sgkgdcvinukonda.ac.in/userfiles/Methods%20of%20Collection%20of%20Milk.pdf

https://mycentralstar.com/how-to-collect-a-milk-sample-for-diagnostic-testing-dairy-cattle/

Recolha de leite de vaca (2024). [Conjunto de dados]. Comissão Europeia, Eurostat. http://data.europa.eu/88u/dataset/oktbtlecfysm6uvw9sndq (Trabalho original publicado em 2009)

https://www.icar.org/Guidelines/02-Overview-Cattle-Milk-Recording.pdf

https://cbseacademic.nic.in/web_material/publication/cbse/18MilkProduction-XI.pdf

Capítulo 49: A ordenha manual

Introdução: A ordenha manual é um método tradicional de recolha de leite do gado, particularmente praticado em explorações de pequena escala ou familiares. Embora seja menos comum nas grandes explorações leiteiras, continua a ser relevante em certos contextos devido à sua simplicidade e baixo custo.

Métodos de ordenha manual

Método de extração: O método de extração envolve o uso de uma técnica específica para espremer e puxar manualmente o leite do úbere. O ordenhador aplica pressão sobre as tetas de forma rítmica.

Méritos:

- Remoção eficiente do leite: Uma técnica adequada pode ordenhar eficazmente a vaca, assegurando uma produção máxima de leite.
- Bem-estar dos animais: Permite uma interação próxima com a vaca, o que pode reduzir o stress se for feito de forma suave e calma.
- Baixo custo: Não requer equipamento especial, tornando-o acessível a operações de pequena escala.

Deméritos:

- Esforço físico: Pode ser fisicamente exigente e cansativo para o ordenhador, especialmente com rebanhos maiores.
- Competências necessárias: Requer prática e competência para um desempenho eficaz e os indivíduos sem formação podem não obter os melhores resultados.
- Consome muito tempo: Mais lento em comparação com os métodos mecânicos, o que o torna menos eficiente para grandes efectivos.

Método do aperto: Este método consiste em apertar suavemente as tetas para libertar o leite, alternando as mãos para manter um fluxo constante.

Méritos:

- Abordagem suave: Quando efectuada corretamente, pode ser uma forma suave de ordenhar as vacas, promovendo o conforto.
- Visibilidade: O ordenhador pode observar a vaca de perto para detetar quaisquer sinais de desconforto ou problemas de saúde.
- Não é necessário equipamento: Não são necessárias ferramentas ou máquinas adicionais.

Deméritos:

- Trabalho intensivo: Pode ser cansativo, especialmente quando se ordenham várias vacas.
- Capacidade limitada: Não é adequado para operações em grande escala em que a eficiência é crucial.
- Resultados inconsistentes: Os ordenhadores inexperientes podem ter dificuldade em manter um fluxo consistente.

Método da toalha: Neste método, uma toalha limpa é usada para estimular o úbere antes da ordenha. A toalha pode ser usada para limpar o úbere e também para proporcionar uma aderência confortável durante a ordenha.

Méritos:

- Higiene: Ajuda a manter a limpeza ao limpar o úbere, reduzindo o risco de contaminação.
- Estimulação: A toalha pode estimular a descida do leite, melhorando potencialmente o fluxo de leite.
- Conforto: Proporciona uma aderência mais suave para o ordenhador, o que pode aumentar o conforto tanto para a vaca como para o ordenhador.

Deméritos:

- Passos adicionais: Requer um passo adicional de limpeza, que pode ser demorado.
- Manutenção das toalhas: As toalhas têm de ser mantidas limpas e higienizadas, o que aumenta as tarefas de mão de obra e de gestão.
- Nível de aptidão: Pode ainda ser necessária perícia para ordenhar eficazmente sem magoar a vaca.

Técnica de empurrar: Esta técnica consiste em empurrar o leite pela teta em vez de o puxar. O ordenhador empurra o leite da base da teta em direção à extremidade.

Méritos:

- Eficaz para algumas vacas: Pode funcionar bem com vacas que respondem melhor a esta técnica.
- Menos esforço para as mãos: Pode ser mais fácil para as mãos em comparação com as técnicas de tração.

Deméritos:

- Resultados inconsistentes: Pode não ser eficaz para todas as vacas e algumas podem necessitar de técnicas diferentes.
- Requer prática: Demora algum tempo a dominar e as pessoas sem formação podem ter dificuldade em ordenhar eficazmente.
- Risco de ferimentos: Se for efectuado de forma incorrecta, pode provocar lesões ou desconforto para a vaca.

Ordenha com um ajudante: Neste método, uma pessoa segura a vaca enquanto outra ordenha, permitindo um melhor controlo e concentração durante o processo de ordenha.

Méritos:

- Melhoria do controlo: Ter um ajudante pode facilitar o controlo da vaca, especialmente se ela estiver inquieta.
- Eficiência: Pode melhorar a eficiência na ordenha de vacas maiores ou mais difíceis.

- Redução do stress: Tanto o ordenhador como a vaca podem sentir menos stress com a presença de outra pessoa.

Deméritos:

- Trabalho intensivo: Requer uma pessoa adicional, aumentando os custos de mão de obra.
- Coordenação necessária: Ambos os indivíduos têm de estar bem coordenados para evitar assustar a vaca ou causar-lhe desconforto.
- Dependência de terceiros: Depende da disponibilidade de outra pessoa, o que pode nem sempre ser possível.

Conclusão: Os métodos de ordenha manual oferecem flexibilidade e acessibilidade, particularmente para operações leiteiras de pequena escala. Cada método tem as suas vantagens e desvantagens, e a escolha da técnica depende muitas vezes de factores como o tamanho do rebanho, a experiência do ordenhador e o temperamento individual das vacas. A formação adequada, a higiene e as práticas de manuseamento são essenciais para garantir o bem-estar das vacas e a qualidade do leite produzido.

Referências

https://edepot.wur.nl/477492#:~:text=Simplified%2C%20this%20means%20squeezing%20the,the%20base%20of%20the%20udder.

https://agritech.tnau.ac.in/ta/animal_husbandry/animhus_cattle_milking%20method.html

https://animal.ifas.ufl.edu/media/animalifasufledu/dairy-website/docs/How-to-Properly-Hand-Milk-Cows-(1).pdf

https://www.slideshare.net/rakshithjnvd/methods-of-milking

https://www.fao.org/4/t0218e/t0218e05.htm

http://www.agritech.tnau.ac.in/expert_system/cattlebuffalo/Production%20Technology.html

https://www.jica.go.jp/Resource/project/vietnam/0601775/pdf/technical_materials/feeding_and_management/Feeding_and_Management05.pdf

Johnson, Paul H. (1980) "How to Milk a Cow by Hand", Inscape: Vol. 1: No. 1, Artigo 6. Disponível em: https://scholarsarchive.byu.edu/inscape/vol1/iss1/6

Capítulo 50: Ordenha mecânica em bovinos

Introdução: A ordenha mecânica revolucionou a pecuária leiteira ao aumentar a eficiência, reduzir a mão de obra e melhorar a qualidade do leite. Vários métodos e tecnologias são empregados para a ordenha mecânica, cada um com suas caraterísticas únicas, vantagens e desvantagens.

Sistemas de ordenha com balde: Este método envolve a utilização de uma máquina de ordenha portátil que recolhe o leite num balde. A máquina cria um vácuo que retira o leite do úbere da vaca para o balde.

Vantagens:

- Flexibilidade: Ideal para rebanhos mais pequenos ou explorações sem instalações de ordenha fixas.
- Portabilidade: Pode ser facilmente deslocado para diferentes locais, conforme necessário.
- Investimento inicial mais baixo: Geralmente, menos dispendioso do que os sistemas de condutas ou outras instalações em grande escala.

Desvantagens:

- Trabalho intensivo: Ainda requer manuseamento manual do leite e preparação do equipamento.
- Preocupações de higiene: Maior risco de contaminação se não for limpo corretamente, especialmente durante a transferência do balde para o armazenamento.
- Capacidade limitada: Não é adequado para operações em grande escala devido aos tempos de ordenha mais lentos.

Sistemas de ordenha por canalização: Num sistema de ordenha canalizada, o leite é retirado diretamente da vaca para uma rede de tubos que transporta o leite para um tanque de armazenamento.

Vantagens:

- Eficiente: Permite a ordenha e a recolha contínuas, reduzindo o tempo de trabalho.
- Higiénico: Minimiza a exposição a contaminantes, uma vez que o leite passa por um sistema fechado.
- Mão de obra reduzida: O menor manuseamento manual do leite reduz o esforço físico dos trabalhadores.

Desvantagens:

- Custo inicial elevado: Requer um investimento significativo em infra-estruturas e equipamento.
- Requisitos de manutenção: A limpeza e a manutenção regulares da conduta são necessárias para evitar a contaminação.
- Instalação complexa: A instalação pode ser complicada e requer mão de obra especializada.

Sistemas de ordenha automática (AMS): Também conhecidos como ordenha robotizada, os sistemas AMS permitem que as vacas entrem voluntariamente na área de ordenha. As máquinas ordenham automaticamente as vacas, reduzindo a necessidade de intervenção humana.

Vantagens:

- Bem-estar animal: As vacas podem ser ordenhadas quando lhes for conveniente, reduzindo o stress e promovendo o comportamento natural.
- Poupança de mão de obra: Minimiza a necessidade de trabalho manual e permite uma utilização mais eficiente do pessoal.
- Maior produção de leite: As vacas podem ser ordenhadas com mais frequência, o que pode aumentar a produção total de leite.

Desvantagens:

- Custo inicial elevado: Requer um investimento significativo em sistemas robóticos e infra-estruturas.
- Dependência técnica: A forte dependência da tecnologia pode levar a perdas de produção em caso de falhas ou mau funcionamento do equipamento.
- Período de adaptação: As vacas podem precisar de tempo para se adaptarem aos sistemas robóticos e algumas podem ter relutância em entrar.

Salas de ordenha: As salas de ordenha são estruturas especializadas concebidas para ordenhar as vacas de uma forma mais organizada. Podem ser de vários tipos, como as salas de ordenha em espinha, paralelas ou rotativas.

- Sala de ordenha em espinha de peixe: As vacas ficam de pé num ângulo em relação ao ordenhador, permitindo um acesso mais fácil aos seus úberes.
- Sala de ordenha paralela: As vacas são colocadas lado a lado, permitindo uma entrada e saída rápidas.
- Sala de ordenha rotativa: Uma plataforma circular gira, permitindo que as vacas sejam ordenhadas à medida que se deslocam à volta do círculo.

Vantagens:

- Eficiência: Concebida para uma ordenha de elevado rendimento, permitindo uma recolha mais rápida do leite.
- Ambiente higiénico: Redução do risco de contaminação com uma configuração estruturada e sistemas de limpeza automatizados.
- Melhor gestão das vacas: Monitorização mais fácil de cada vaca durante o processo de ordenha.

Desvantagens:

- Investimento inicial elevado: Requer um capital substancial para construção e equipamento.

- Requisitos de espaço: Necessita de mais espaço em comparação com outros métodos de ordenha.
- Formação necessária: O pessoal deve receber formação para operar a sala de ordenha de forma eficiente e tratar as vacas corretamente.

Sistemas de ordenha móveis: Estes sistemas combinam elementos de ordenha de balde e sistemas de tubulação, onde unidades portáteis podem ser montadas e movidas conforme necessário.

Vantagens:

- Versátil: Pode ser utilizado em vários contextos, incluindo zonas de pastagem ou explorações agrícolas com infra-estruturas limitadas.
- Mão de obra reduzida: Oferece um método mais eficiente do que a ordenha manual e é portátil.
- Investimento inicial mais baixo: Geralmente, menos dispendioso do que as instalações permanentes.

Desvantagens:

- Riscos de higiene: Maior potencial de contaminação durante o transporte e a preparação.
- Capacidade limitada: Pode não ser adequada para efectivos maiores devido à velocidade e eficiência da ordenha.
- Necessidades de manutenção: Necessita de manutenção regular para garantir o correto funcionamento do equipamento.

Conclusão: Os métodos de ordenha mecânica oferecem vantagens significativas sobre a ordenha manual tradicional, particularmente em termos de eficiência, economia de mão de obra e qualidade do leite. A escolha do sistema de ordenha depende de fatores como tamanho do rebanho, recursos disponíveis, layout da fazenda e práticas de manejo. Em última análise, a seleção do método correto de ordenha mecânica pode aumentar a produtividade global, melhorar o bem-estar animal e contribuir para a sustentabilidade da exploração leiteira.

Referências

https://www.fao.org/4/t0218e/T0218E02.htm

https://agriculture.vikaspedia.in/viewcontent/agriculture/livestock/cattle-buffalo/milking-machines?lgn=en

https://agritech.tnau.ac.in/ta/animal_husbandry/animhus_cattle_milking%20method.html

https://akshayakalpa.org/blog/hand-milking-vs-machine-milk-the-better-way-to-milk-a-cow/

https://en.wikipedia.org/wiki/Automatic_milking

https://dairy.osu.edu/newsletter/buckeye-dairy-news/volume-6-issue-1/milking-machines-and-milk-quality

https://www.nadis.org.uk/disease-a-z/cattle/mastitis/mastitis-part-9-the-milking-machine/

Odorčić, M., Rasmussen, M. D., Paulrud, C. O., & Bruckmaier, R. M. (2019). Revisão: Configurações da máquina de ordenha, condição da teta e eficiência da ordenha em vacas leiteiras. Animal: an international journal of animal bioscience, 13(S1), s94-s99. https://doi.org/10.1017/S1751731119000417

Capítulo 51: Determinação da idade dos bovinos

Introdução: A determinação da idade dos bovinos é importante para várias práticas de gestão, incluindo a reprodução, a nutrição e os cuidados de saúde. Existem vários métodos utilizados para estimar a idade dos bovinos, cada um com diferentes graus de exatidão e praticabilidade.

Exame dentário

O método mais comum e fiável para estimar a idade dos bovinos é através do exame dos seus dentes. Os bovinos têm um padrão dentário específico que se altera à medida que envelhecem, o que torna esta abordagem simples.

Dentes decíduos

- Idade: Os bovinos nascem com um conjunto de dentes temporários (decíduos) que irrompem em intervalos específicos.
- Linha do tempo da erupção: Dentes Incisivos:
  - ✓ Incisivos centrais: Erupcionam com cerca de 1 mês.
  - ✓ Incisivos laterais: Irrompem por volta dos 1-1,5 anos.
  - ✓ Incisivos de canto: Erupcionam por volta de 1,5-2 anos.

Dentes permanentes

- Os bovinos começam a perder os seus dentes decíduos e a desenvolver dentes permanentes à medida que envelhecem.
- Linha do tempo da erupção:
  - ✓ 2 anos: Aparecimento do primeiro conjunto de incisivos permanentes (centrais).
  - ✓ 3 anos: Aparecimento do segundo conjunto de incisivos permanentes (laterais).
  - ✓ 4 anos: Aparece a terceira série de incisivos permanentes (intermédios).
  - ✓ 5 anos: Aparece o quarto conjunto de incisivos permanentes (canto).
- Aos 5 ou 6 anos de idade, todos os incisivos permanentes devem estar presentes.

Padrões de desgaste

- Após a erupção dos dentes permanentes, os padrões de desgaste podem fornecer mais pistas sobre a idade
  - ✓ 6 anos: Os incisivos centrais apresentam um desgaste significativo.
  - ✓ 7-8 anos: Os incisivos laterais começam a desgastar-se.
  - ✓ 9 anos ou mais: Os incisivos de canto ficam desgastados e a saúde dentária geral pode deteriorar-se.

Condição e tamanho do corpo

Embora não sejam tão precisos como o exame dentário, o estado do corpo e o tamanho também podem fornecer estimativas de idade, especialmente quando os registos dentários não estão disponíveis.

- Animais jovens: Os vitelos e as novilhas terão um aspeto mais arredondado e suave, com menos massa muscular.

- Gado maduro: Os adultos parecem mais musculados e bem desenvolvidos, com pescoços mais grossos e armações mais largas.
- Gado velho: As vacas mais velhas podem parecer mais magras e frágeis devido à perda de massa muscular e de peso.

Crescimento dos chifres

Em algumas raças de bovinos, o crescimento dos cornos pode também indicar a idade, embora este método seja menos fiável e varie consoante a raça.

- Vitelos: Os cornos podem começar a desenvolver-se por volta dos 2-4 meses de idade.
- Taxa de crescimento: A taxa de crescimento do chifre pode variar significativamente, mas geralmente é possível fazer uma estimativa aproximada:
  - ✓ Por volta de 1 ano: Os cornos têm frequentemente vários centímetros de comprimento.
  - ✓ Aos 2 anos: Os chifres podem atingir cerca de 10-12 polegadas de comprimento.
- Limitações: Os factores ambientais, a genética e a gestão dos chifres (por exemplo, descorna) podem afetar a fiabilidade deste método.

Taxa de crescimento e marcos de desenvolvimento

- Registos de peso: O registo do peso em várias fases pode ajudar a estimar a idade. Os bovinos têm normalmente taxas médias de crescimento que podem servir de orientação.
- Marcos de reprodução: As novilhas atingem normalmente a puberdade por volta dos 6-12 meses e podem começar a parir por volta dos 2 anos de idade.

Outros métodos

Para além dos métodos acima referidos, podem ser utilizadas outras técnicas, embora sejam menos comuns ou práticas:

- Análise óssea: Nalguns casos, a idade pode ser estimada através do exame do desenvolvimento ósseo ou da utilização de raios X para analisar as placas de crescimento. Este método é utilizado principalmente em investigação ou em veterinária avançada.
- Testes genéticos: As tecnologias emergentes podem permitir uma estimativa mais precisa da idade através de marcadores genéticos, embora este método não seja amplamente adotado na prática de rotina.

Conclusão: A determinação da idade dos bovinos é essencial para uma gestão eficaz do efetivo e das práticas de reprodução. O exame dentário continua a ser o método mais fiável para a determinação da idade, enquanto outros métodos como a condição corporal, o crescimento dos cornos e a taxa de crescimento podem fornecer informações suplementares. A monitorização regular da idade e do desenvolvimento dos bovinos ajuda a gerir eficazmente a nutrição, os cuidados de saúde e os programas de reprodução.

Referências

https://utbeef.tennessee.edu/wp-content/uploads/sites/127/2020/11/AgeDeterminationinBeefCattle154.pdf

https://en.vikaspedia.in/viewcontent/agriculture/livestock/general-management-practices-of-livestock/determination-of-age-of-animals

https://en.wikipedia.org/wiki/Cattle_age_determination

https://manoa.hawaii.edu/ctahr/tpalm/pdfs-marianas/pdfs/vol_one/6_Beef%20Quality%20and%20Marketing/cattle_age_by_teeth.pdf

https://agriculture.vikaspedia.in/viewcontent/agriculture/livestock/general-management-practices-of-livestock/determination-of-age-of-animals?lgn=en

https://www.dairyknowledge.in/dkp/article/determining-age-animal

https://avc-beef.org/AgingCattle-Griffin/AgingCattle-CL712.pdf

http://extension.msstate.edu/sites/default/files/publications/publications/P2779_web.pdf

https://www.fsis.usda.gov/sites/default/files/media_file/2021-05/Using_Dentition-to-Age-Cattle.pdf

Capítulo 52: Descorna e descorna de bovinos

Introdução: A descorna é a remoção cirúrgica de chifres totalmente desenvolvidos de bovinos adultos. Este procedimento é realizado quando os chifres já cresceram e podem exigir técnicas mais extensas. A descorna é a remoção de botões de chifres ou da forma imatura dos chifres em bezerros jovens. Este procedimento é normalmente efectuado antes de os cornos se terem desenvolvido completamente. A descorna e a descorna são práticas comuns de gestão de bovinos que envolvem a remoção de chifres ou de tecido dos chifres para evitar lesões, melhorar a segurança e melhorar a gestão global do efetivo. Estes procedimentos são particularmente relevantes nas explorações de bovinos de carne e de leite, onde se efectua o manuseamento e o transporte de gado.

Objetivo da descorna e da desbarbação

- Segurança: A remoção dos chifres reduz o risco de ferimentos nos tratadores, noutros bovinos e no equipamento. Os bovinos com chifres podem causar ferimentos graves durante o manuseamento, o transporte e a proximidade de pessoas ou outros animais.
- Bem-estar animal: Os chifres podem provocar problemas de hierarquia social nas manadas, causando stress e comportamentos agressivos. A descorna pode ajudar a aliviar estes problemas.
- Gestão mais fácil: Os bovinos sem chifres são mais fáceis de manusear e podem reduzir o risco de ferimentos durante as práticas de gestão de rotina, como a alimentação, a reprodução e a ordenha.
- Preferências do mercado: Alguns mercados preferem gado sem chifres devido a considerações de segurança e manuseamento.

Métodos de descorna e descasque

Métodos de desbaste

Cauterização química: Uma pasta cáustica (geralmente contendo hidróxido de sódio) é aplicada aos botões de chifre logo após o nascimento (normalmente nos primeiros dias). A pasta destrói o botão do corno e o tecido circundante, impedindo o crescimento do corno. É um método relativamente indolor se for efectuado precocemente e não requer equipamento especializado.

Desbaste com ferro quente: É utilizado um ferro aquecido para destruir o botão do corno. O ferro quente é pressionado contra o broto do chifre por alguns segundos até que o tecido seja cauterizado. Eficaz para prevenir o desenvolvimento de chifres e geralmente bem tolerado pelos bezerros.

Remoção cirúrgica: Em alguns casos, a excisão cirúrgica pode ser efectuada em botões de chifre maiores. Em condições estéreis, o botão córneo é removido com um bisturi e a hemorragia é controlada. Esta é uma solução permanente se o botão córneo for grande.

Métodos de descorna

Descorna cirúrgica: envolve a remoção de chifres totalmente desenvolvidos de bovinos adultos. O animal é normalmente sedado e o chifre é removido com uma serra, arame ou faca de descorna. Requer atenção cuidadosa para minimizar a hemorragia e controlar a dor.

Tosquiadeira de guilhotina: Uma ferramenta concebida para cortar o corno na base. A guilhotina é aplicada na base do corno e a lâmina é puxada para baixo para cortar o corno. A vantagem deste método consiste em reduzir o risco de hemorragia excessiva em comparação com outros métodos.

Tosquiadeira Barnes: Uma ferramenta de fixação utilizada para a descorna. O dispositivo é colocado à volta da base do corno e é aplicada pressão para cortar o corno e o tecido circundante. É eficaz para chifres mais pequenos e causa um trauma mínimo.

Considerações e melhores práticas

- Momento: A descorna é mais eficaz quando efectuada em vitelos jovens (normalmente com menos de 2 meses de idade) quando os cornos ainda estão em botão. A descorna de animais mais velhos pode levar a mais complicações e aumento da dor.
- Controlo da dor: A administração de analgésicos ou anestésicos locais antes do procedimento é crucial para minimizar a dor e a angústia. A utilização de medidas de alívio da dor contribui para o bem-estar dos animais.
- Higiene: A manutenção de um ambiente limpo durante o procedimento é importante para reduzir o risco de infeção.
- Controlo: Após o procedimento, monitorizar o animal para detetar sinais de dor, hemorragia ou infeção. Fornecer cuidados posteriores adequados para garantir uma recuperação sem problemas.
- Regulamentos e considerações éticas: Esteja ciente das regulamentações locais relativas à descorna e à descorna, bem como das considerações éticas relacionadas ao bem-estar dos animais. Assegurar práticas humanas deve ser uma prioridade.

Conclusão: A descorna e a descorna são práticas de maneio importantes para os bovinos que aumentam a segurança, melhoram o bem-estar dos animais e facilitam a gestão do efetivo. A escolha do método, do momento e das estratégias de gestão da dor adequados é essencial para garantir o bem-estar dos animais e minimizar o stress durante o procedimento. A avaliação regular e a adesão às melhores práticas podem levar a resultados bem-sucedidos e a um melhor manejo do gado, tanto em operações de gado leiteiro quanto de corte.

Referências

https://www.mla.com.au/research-and-development/animal-health-welfare-and-biosecurity/husbandry/dehorning-and-disbudding/#:~:text=Dehorning%20or%20disbudding%20is%20the,livestock%2C%20or%20trim%20their%20horns.

https://agritech.tnau.ac.in/ta/animal_husbandry/animhus_cattle_daily%20operation.html

https://www.slideshare.net/slideshow/dehorning-and-disbudding/146095372

https://www.avma.org/resources-tools/avma-policies/bovine-disbudding-dishorning

https://cdn.dal.ca/content/dam/dalhousie/pdf/faculty/agriculture/oacc/en/livestock/Welfare/Dehorning_disbudding.pdf

https://www.vet.cornell.edu/animal-health-diagnostic-center/programs/nyschap/modules-documents/disbudding-and-pain-management-farm-v40

https://www.avma.org/sites/default/files/resources/dehorning_cattle_bgnd.pdf

https://www.nadis.org.uk/disease-a-z/cattle/disbudding-calves/

https://www.dpi.nsw.gov.au/animals-and-livestock/beef-cattle/husbandry/general-management/dehorning-cattle

https://en.wikipedia.org/wiki/Livestock_dehorning

https://www.thecattlesite.com/articles/2261/dehorning-of-calves

https://files.ontario.ca/omafra-dehorning-of-calves-22-017-en-2023-04-05.pdf

http://extension.msstate.edu/sites/default/files/publications/publications/P3835_web.pdf

Capítulo 53: Métodos de identificação dos bovinos

Introdução: A identificação do gado é essencial para uma gestão eficaz do rebanho, monitorização da saúde, programas de reprodução e manutenção de registos. Existem vários métodos de identificação disponíveis, cada um com suas vantagens e desvantagens.

Identificação visual

Marcas auriculares: Etiquetas coloridas de plástico ou metal com números únicos ou códigos de barras são colocadas nas orelhas dos bovinos. As vantagens são o facto de serem fáceis de aplicar, relativamente baratas e permitirem uma identificação rápida. As desvantagens são que podem ser perdidas ou danificadas e podem tornar-se difíceis de ler se as marcas estiverem gastas ou desbotadas. Aplicar ou colocar as marcas auriculares logo após o nascimento ou durante o manuseamento de rotina. Assegurar que a marca está bem presa para evitar a sua perda.

Marcação: A prática de marcar o gado com um símbolo, número ou letra únicos, utilizando um ferro aquecido (marcação a quente) ou azoto líquido (marcação por congelação). As vantagens são o facto de ser permanente e facilmente visível à distância; ajuda a dissuadir o roubo. As desvantagens são que pode ser doloroso para o animal, pode causar cicatrizes e está sujeito a regulamentos legais. Conduzir os procedimentos de marcação de acordo com as diretrizes adequadas em matéria de bem-estar dos animais para minimizar o stress e a dor.

Marcação a cores: Utilização de tinta não tóxica ou de giz para marcar bovinos específicos para identificação. As vantagens são simples e pouco dispendiosas, sendo necessário um manuseamento mínimo. As desvantagens são o facto de serem temporárias e poderem desvanecer-se ou desaparecer. Podem ser utilizadas durante os controlos ou tratamentos de rotina, nomeadamente para identificar animais específicos para efeitos de controlo sanitário.

Identificação eletrónica

Etiquetas RFID: As etiquetas de identificação por radiofrequência (RFID) são dispositivos electrónicos ligados ao gado, que transmitem informações a um leitor. As vantagens são o acesso a dados em tempo real, a possibilidade de armazenar informações extensas e a redução de erros humanos. As desvantagens são os custos iniciais mais elevados das etiquetas e dos leitores, a necessidade de uma fonte de energia e de infra-estruturas tecnológicas. São habitualmente utilizadas nos sistemas modernos de gestão de gado para rastrear movimentos, registos de saúde e informações sobre reprodução.

Coleiras electrónicas: Coleiras vestíveis com tecnologia RFID ou GPS. As vantagens são o facto de permitirem o rastreio da localização e do comportamento, sendo úteis para sistemas de pastoreio extensivos. As desvantagens são o custo mais elevado e o potencial desconforto para o animal se não for corretamente instalado.

Estas coleiras podem ser normalmente utilizadas em explorações de maiores dimensões, onde a monitorização dos movimentos e do comportamento é essencial.

Microchipagem

Implantação de um pequeno microchip sob a pele, normalmente na zona do pescoço ou da orelha, que contém um número de identificação único. As vantagens são o facto de ser um método de identificação permanente, resistente ao desgaste e à perda, e de poder ser facilmente digitalizado. Desvantagens: é mais caro do que outros métodos e requer um veterinário para ser implantado. Frequentemente utilizado em programas de reprodução ou para animais que vão ser transportados ou exibidos.

Marcas naturais

Utilização de caraterísticas físicas únicas, tais como padrões de cor, cicatrizes ou outros elementos identificáveis para efeitos de reconhecimento. As vantagens são a ausência de custos e o facto de não ser necessário qualquer tratamento adicional. As desvantagens são que pode não ser fiável, uma vez que as caraterísticas podem mudar ou ser difíceis de diferenciar em grandes manadas. Útil em pequenas manadas ou para o controlo individual dos animais.

Registos em papel e bases de dados

Manutenção de registos pormenorizados das informações de identificação de cada animal, incluindo datas de nascimento, historial de reprodução, registos de saúde e propriedade. As vantagens são que proporciona uma visão global do historial de cada animal, apoia a rastreabilidade e pode ser integrado em sistemas electrónicos. As desvantagens são que consome muito tempo e é propenso a erros humanos; requer uma atualização constante. Essencial para manter a saúde do efetivo, os programas de reprodução e a conformidade com os requisitos regulamentares.

Registos de criação e produção

Registo de números de identificação em conjunto com dados de reprodução e produção. Apoia os programas de melhoramento genético e assegura a rastreabilidade da produção. Requer práticas diligentes de manutenção de registos. É importante para a monitorização do desempenho, assegurando decisões óptimas de reprodução e maximizando a produtividade do efetivo.

Teste de ADN

Neste método, são recolhidas amostras de pelo, sangue ou tecido para análise de ADN, a fim de confirmar a identidade e a linhagem. As vantagens são a elevada exatidão, o fornecimento de informações genéticas e o apoio às decisões de reprodução. As desvantagens são o facto de ser dispendioso e demorado; requer acesso ao laboratório. É frequentemente utilizado em programas de reprodução com pedigree e para confirmar a ascendência.

Conclusão: Os métodos eficazes de identificação de bovinos são essenciais para uma gestão eficiente do efetivo, para a monitorização da saúde e para assegurar a rastreabilidade em vários sistemas de produção. A seleção do método apropriado depende de vários factores, incluindo o tamanho do rebanho, as práticas de gestão, o orçamento e os objectivos específicos da operação. Uma combinação de métodos de identificação é frequentemente utilizada para maximizar a precisão e a eficiência, garantindo uma gestão óptima e o bem-estar do gado. A formação regular e a adesão às melhores práticas de manuseamento dos animais são também cruciais para o sucesso da implementação destes sistemas de identificação.

Referências

https://www.ava.com.au/policy-advocacy/policies/identification-of-animals/identification-of-cattle/#:~:text=Radiofrequency%20identification%20device%20(RFD)%20ear,iron%20branding%20for%20permanent%20identification.

https://www.extension.purdue.edu/extmedia/as/as-556-w.pdf

https://www.farm4tradesuite.com/blog/different-methods-of-animal-identification

https://www.kzndard.gov.za/images/Documents/RESOURCE_CENTRE/GUIDELINE_DOCUMENTS/PRODUCTION_GUIDELINES/Beef_Production/Cattle%20Identification.pdf

https://www.ndvsu.org/images/StudyMaterials/LPM/Identification-of-livestock.pdf

https://www.aphis.usda.gov/nvap/reference-guide/animal-identification/cattle

https://www.egyankosh.ac.in/bitstream/123456789/45109/1/Experiment-3.pdf

https://www.businesscompanion.info/en/quick-guides/animals-and-agriculture/cattle-identification

https://blog.apnikheti.com/animal-identification/

https://www.fao.org/4/y5454e/y5454e03.pdf

https://sites.google.com/site/viveklpm/introductory-animal-husbandry/identification-of-livestock

Li G, Erickson GE, Xiong Y. Individual Beef Cattle Identification Using Muzzle Images and Deep Learning Techniques. Animais (Basileia). 2022 Jun 4;12(11):1453. doi: 10.3390/ani12111453.

Kumar, S., Singh, S.K. e Singh, A.K. (2017), Técnicas baseadas no padrão de ponto de focinho para identificação individual de gado. IET Image Processing, 11: 805-814. https://doi.org/10.1049/iet-ipr.2016.0799

Capítulo 54: Castração em bovinos

Introdução: A castração em bovinos é uma prática comum utilizada principalmente para fins de gestão, saúde e reprodução. Envolve a remoção dos testículos dos bovinos machos (touros) para produzir novilhos, que são frequentemente mais dóceis e mais fáceis de manusear do que os machos intactos.

Razões para a castração

- ✓ Gestão do comportamento: Os machos castrados (bois) são geralmente mais calmos, o que os torna mais fáceis de manusear e menos agressivos. Isto reduz o risco de ferimentos nos tratadores e noutros animais.
- ✓ Crescimento e eficiência alimentar: Os novilhos crescem frequentemente mais depressa e convertem os alimentos de forma mais eficiente do que os touros, o que leva a um melhor aumento de peso e qualidade da carne.
- ✓ Prevenção de reprodução indesejada: A castração elimina a possibilidade de reprodução, o que ajuda a gerir a genética do efetivo e evita gravidezes indesejadas no efetivo.
- ✓ Preferências de mercado: Os novilhos são geralmente preferidos no mercado da carne de bovino devido à sua melhor qualidade de carne e menor teor de gordura em comparação com os touros.

Momento da castração

- ✓ Idade: A castração é geralmente efectuada numa idade jovem (cerca de 1-3 meses), dado que os animais mais jovens sofrem geralmente menos stress e recuperam mais rapidamente. No entanto, também pode ser efectuada mais tarde, dependendo das práticas de gestão e das circunstâncias específicas.
- ✓ Estado de saúde: Os animais saudáveis são os candidatos ideais para a castração, a fim de minimizar as complicações.

Técnicas de castração: Existem vários métodos de castração, cada um com as suas vantagens e desvantagens.

Castração cirúrgica: Envolve a remoção dos testículos através de uma incisão no escroto. Normalmente, é efectuada em condições estéreis para minimizar o risco de infeção. A anestesia local é frequentemente administrada para reduzir a dor durante o procedimento. O tempo de recuperação é relativamente rápido, mas é preciso ter cuidado para monitorizar a hemorragia ou a infeção.

Ligadura (método da banda elástica): Este método consiste em colocar um elástico à volta da base do escroto, cortando o fluxo sanguíneo para os testículos. Os testículos acabam por atrofiar e cair dentro de algumas semanas. As vantagens deste método são o facto de ser menos invasivo e de exigir menos perícia do que a castração cirúrgica. As desvantagens são o facto de o animal poder sentir algum desconforto durante os primeiros dias e o risco de complicações se não for feito corretamente.

Castração química: Este método utiliza agentes químicos para induzir a esterilização sem a remoção física dos testículos. É menos comum mas pode ser considerado em situações específicas, particularmente em operações mais pequenas.

Cuidados pós-castração: Após o procedimento, é importante monitorizar o animal para detetar quaisquer sinais de complicações.

- ✓ Infeção: Atenção ao inchaço, vermelhidão ou corrimento no local da incisão ou no escroto.
- ✓ Hemorragia: Monitorizar a ocorrência de hemorragias excessivas, que podem exigir intervenção veterinária.
- ✓ Controlo da dor: Se necessário, aliviar a dor, seguindo as indicações do veterinário.

Benefícios e riscos

Benefícios:

- ✓ Melhoria do manuseamento e do comportamento do gado.
- ✓ Melhoria das taxas de crescimento e da eficiência alimentar.
- ✓ Redução dos problemas relacionados com a reprodução e das gravidezes não desejadas.
- ✓ Aumento da comercialização da carne de bovino.

Riscos:

- ✓ Infeção ou complicações de procedimentos cirúrgicos.
- ✓ Dor e angústia durante e imediatamente após o procedimento, embora as práticas de controlo da dor possam atenuar esta situação.
- ✓ Possibilidade de uma técnica incorrecta conduzir a complicações.

Considerações éticas: A castração suscita preocupações éticas relativamente ao bem-estar dos animais.

- ✓ Utilização de analgésicos: Administração de analgésicos para reduzir a dor e o desconforto durante e após o procedimento.
- ✓ Pessoal qualificado: Assegurar que o procedimento é efectuado por indivíduos com formação e experiência para minimizar os riscos.
- ✓ Momento e técnica: Escolher o método e o momento adequados para a castração com base na idade e na saúde do animal.

Conclusão: A castração é uma prática essencial no maneio do gado que serve vários objectivos, incluindo a melhoria do comportamento, a eficiência do crescimento e a gestão do rebanho. Embora o procedimento comporte alguns riscos, técnicas adequadas e cuidados pós-operatórios podem garantir o bem-estar do animal. Os agricultores devem considerar as implicações éticas e esforçar-se por adotar práticas humanas em todos os aspectos da gestão do gado.

Referências

https://www.ontario.ca/page/castration-calves#:~:text=Castration%20may%20be%20accomplished%20by,rings%2C%20Burdizzo%20or%20by%20surgery.

https://pubs.nmsu.edu/_b/B227/

https://www.avma.org/sites/default/files/resources/castration-cattle-bgnd.pdf

https://agriculture.vikaspedia.in/viewcontent/agriculture/livestock/general-management-practices-of-livestock/castration-of-ruminants?lgn=en

https://utbeef.tennessee.edu/wp-content/uploads/sites/127/2020/11/SP692.pdf

https://extension.msstate.edu/sites/default/files/topic-files/cattle-business-mississippi-articles/cattle-business-mississippi-articles-landing-page/vet_sep2015.pdf

https://www.nadis.org.uk/disease-a-z/cattle/castration-of-calves/

https://www.beefresearch.ca/topics/castration-in-beef-cattle/

https://pittsworthvetsurgery.com/castration-techniques-in-cattle-and-small-ruminants/

https://livestock.extension.wisc.edu/articles/castrating-beef-x-dairy-calves/

Stafford, K. J., & Mellor, D. J. (2005). The welfare significance of the castration of cattle: a review. *New Zealand veterinary journal*, *53*(5), 271-278. https://doi.org/10.1080/00480169.2005.36560

Coetzee, J.F., Nutsch, A.L., Barbur, L.A. et al. Um inquérito sobre métodos de castração e práticas associadas de gestão de gado efectuadas por veterinários de bovinos nos Estados Unidos. BMC Vet Res 6, 12 (2010). https://doi.org/10.1186/1746-6148-6-12

https://www.teagasc.ie/media/website/animals/beef/dairy-beef/Segment-001-of-Section7-Routine-calf-management-practices.pdf

https://agreenerworld.org/wp-content/uploads/2020/07/TAFS-9-Castration-Cattle-v3.pdf

Capítulo 55: Bolas de pelo nos vitelos

Introdução: Bolas de pelo, ou tricobezoares, em bezerros são acúmulos de pêlos e outros materiais fibrosos que formam massas densas no estômago. Estas bolas de pelo são tipicamente formadas como resultado de os vitelos se lamberem a si próprios, aos seus companheiros de curral ou a objectos estranhos. Em alguns casos, as bolas de pelo podem obstruir o trato digestivo, causando perturbações digestivas e outros problemas de saúde.

Causas

- Comportamento de lamber: Os vitelos lambem-se frequentemente a si próprios ou a outros vitelos devido a instintos naturais de limpeza, o que leva à ingestão de pêlos.
- Deficiências nutricionais: As deficiências em determinados minerais ou fibras podem despoletar um comportamento anormal de lamber, aumentando a probabilidade de formação de bolas de pelo.
- Má higiene e manejo: Camas ou currais sujos aumentam a exposição dos bezerros a pêlos soltos, sujidade e material de cama.
- Desmame precoce ou separação: O stress provocado pela separação precoce da mãe pode levar a um excesso de cuidados ou de lambidelas como forma de lidar com a situação.

Sintomas clínicos

- Redução do apetite: Os vitelos podem comer menos devido a desconforto ou obstrução no estômago ou nos intestinos.
- Inchaço e distensão abdominal: A obstrução causada por uma bola de pelo pode levar à acumulação de gases e ao inchaço.
- Crescimento deficiente ou perda de peso: A subnutrição devida à redução da ingestão de alimentos pode levar a um crescimento atrofiado.
- Diarreia ou obstipação: As perturbações digestivas podem resultar em fezes anormais, demasiado soltas ou demasiado duras.
- Letargia e fraqueza: O desconforto geral e a má nutrição podem tornar os vitelos menos activos e letárgicos.

Diagnóstico

- Exame físico: Observação de sintomas como distensão abdominal, inchaço ou diminuição do apetite.
- Palpação abdominal: Em alguns casos, as bolas de pelo grandes podem ser palpáveis.
- Imagiologia: Os ultra-sons ou os raios X podem ajudar a visualizar as bolas de pelo no estômago ou nos intestinos, embora nem todas as instalações tenham acesso a estes diagnósticos.

- Endoscopia: Em instalações avançadas, pode ser utilizado um endoscópio para detetar bolas de pelo no trato digestivo.

Tratamento

- Administração oral de lubrificantes: O óleo mineral, fornecido em pequenas quantidades, pode ajudar a lubrificar e a fazer passar a bola de pelo naturalmente através do trato digestivo.
- Remoção cirúrgica: Em casos graves, quando há uma obstrução completa, pode ser necessária uma intervenção cirúrgica para remover a bola de pelo.
- Medicamentos anti-inchaço: Se a bola de pelo causar inchaço, os medicamentos anti-inchaço podem aliviar os sintomas até que a obstrução seja resolvida.
- Cuidados de apoio: O fornecimento de fluidos e electrólitos pode ajudar a manter a hidratação e os níveis de energia enquanto os problemas digestivos do vitelo são tratados.

Controlo

- Limpeza adequada: A escovagem regular dos vitelos reduz a quantidade de pêlos soltos no ambiente, minimizando o risco de ingestão de pêlos.
- Melhoria da higiene do curral: Currais limpos e secos reduzem a presença de pêlos soltos e outros detritos que os bezerros podem ingerir.
- Práticas de alimentação corretas: As técnicas de alimentação corretas, com um nível adequado de fibras grosseiras, podem desencorajar os comportamentos de lamber que levam à formação de bolas de pelo.

Prevenção

- Manejo Nutricional: Assegurar que os bezerros tenham uma dieta bem balanceada rica em fibras, vitaminas e minerais para prevenir deficiências nutricionais que podem provocar lambedura excessiva.
- Monitorar o comportamento de lamber: Observe os bezerros para detetar sinais de lambedura excessiva e intervenha se este comportamento for notado.
- Deteção e tratamento precoces: O tratamento imediato de qualquer desconforto digestivo pode evitar que as bolas de pelo progridam para uma obstrução grave.

Conclusão: Bolas de pêlos em bezerros, embora raras, podem causar sérios problemas digestivos. Seguindo o manejo nutricional adequado, mantendo uma boa higiene e monitorando o comportamento do bezerro, a formação de bolas de pelo pode ser amplamente prevenida. O tratamento precoce é crítico para os casos que se desenvolvem, pois pode evitar a necessidade de intervenção cirúrgica.

Referências

Abutarbush SM, Radostits OM. Obstrução do intestino delgado causada por uma bola de pelo em 2 vitelos de carne jovens. Can Vet J. 2004 Apr;45(4):324-5.

Birendra Dhakal e Dal Bahadur. (2024). Relato de caso: tricobezoar (hairballformation) em vitelos. Bhutan Journal of Animal Science. 8(1): 120-125.

Jelinski, M. D., Ribble, C. S., Campbell, J. R., & Janzen, E. D. (1996). Investigando a relação entre bolas de pelo abomasais e úlceras abomasais perfurantes em bezerros de corte não desmamados. The Canadian veterinary journal = La revue veterinaire canadienne, 37(1), 23-26.

Abutarbush, S. M., & Radostits, O. M. (2004). Obstrução do intestino delgado causada por uma bola de pelo em 2 vitelos de carne jovens. The Canadian veterinary journal = La revue veterinaire canadienne, 45(4), 324-325.

https://medicalmuseum.health.mil/index.cfm?p=visit.exhibits.virtual.hairball.index

https://www.msdvetmanual.com/digestive-system/diseases-of-the-abomasum/abomasal-ulcers-in-cattle

https://en.wikipedia.org/wiki/Hairball

Park D, Ko B, Lee W. Corpos estranhos no sistema digestivo em vitelos Hanwoo diarreicos: Um estudo retrospetivo. Korean J. Vet. Serv. 2022;45:293-304. https://doi.org/10.7853/kjvs.2022.45.4.293

Abutarbush, S. M., & Radostits, O. M. (2004). Obstrução do intestino delgado causada por uma bola de pelo em 2 vitelos de carne jovens. The Canadian Veterinary Journal. La Revue Veterinaire Canadienne, 45(4), 324-325.

Jelinski MD, Ribble CS, Campbell JR, Janzen ED. Investigating the relationship between abomasal hairballs and perforating abomasal ulcers in unweaned beef calves. The Canadian Veterinary Journal = La Revue Veterinaire Canadienne. 1996 Jan;37(1):23-26.

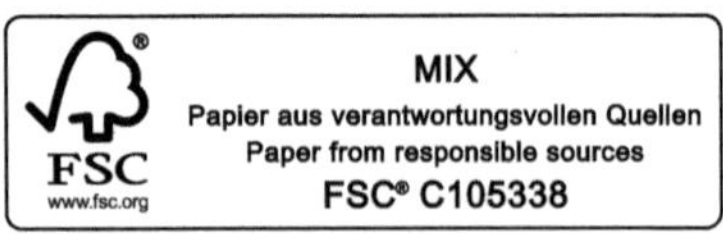

Printed by Books on Demand GmbH, Norderstedt / Germany